中医妇科求索

主编 ● 张美玲

郑州大学出版社

图书在版编目(CIP)数据

中医妇科求索 / 张美玲主编. -- 郑州：郑州大学出版社, 2025.8. -- ISBN 978-7-5773-1193-7

Ⅰ. R271.1

中国国家版本馆 CIP 数据核字第 2025R68L43 号

中医妇科求索
ZHONGYI FUKE QIUSUO

策划编辑	李龙传	封面设计	曾耀东
责任编辑	白晓晓	版式设计	曾耀东
责任校对	董 珊	责任监制	朱亚君

出版发行	郑州大学出版社	地　　址	河南省郑州市高新技术开发区
经　　销	全国新华书店		长椿路 11 号(450001)
发行电话	0371-66966070	网　　址	http://www.zzup.cn
印　　刷	河北虎彩印刷有限公司		
开　　本	710 mm×1 010 mm　1 / 16		
印　　张	12.75	字　　数	215 千字
版　　次	2025 年 8 月第 1 版	印　　次	2025 年 8 月第 1 次印刷
书　　号	ISBN 978-7-5773-1193-7	定　　价	128.00 元

本书如有印装质量问题,请与本社联系调换.

《中医妇科求索》编委会

主　编　张美玲

副主编　陆　腾　梁　宁

编　委　（按姓氏笔画排序）
　　　　　曲瑞雪　张浩楠　赵爽晓
　　　　　董蕙欣　韩慧敏

前 言

中医妇科学作为传统医学的重要分支之一,承载着千年来对女性生理、病理的深刻认知与丰富实践。在当今医学快速发展的时代,中医妇科以其独特的理论体系和临床疗效,依然为女性健康提供着不可替代的解决方案。本书旨在系统梳理中医妇科的临证基础、特色疗法、经典病案及不孕症治疗,既体现学术深度,又注重实践指导,为临床医师、研究者及中医爱好者提供一部兼具学术性与实用性的参考著作。

(一)中医妇科学的传承与创新

中医妇科学的理论根基源于《黄帝内经》《金匮要略》等经典著作,历代医家在此基础上不断丰富发展,形成了以"肾-天癸-冲任-胞宫"为核心的理论框架。本书系统阐述了中医妇科的临证基础,包括脏腑辨证、气血津液辨证等在妇科疾病中的应用,以及月经、带下、妊娠、产后等的生理、病理特点。同时,结合现代医学研究成果,探讨了传统理论与当代临床的结合点,力求在继承中创新。

(二)特色疗法的实践与总结

中医妇科学的特色疗法,如针刺、艾灸、中药外治、情志调理等,在调经、助孕、产后康复等领域具有显著优势。本书详细介绍了这些疗法的操作方法、适应证及注意事项,并结合现代技术优化传统方法,使其更贴合临床需求。此外,对"治未病"理念在妇科疾病预防中的应用也进行了深入探讨。

(三)临证病案和经典名方的启示与思考

临证病案和经典名方是中医临床经验的精华。本书精选了数十例妇科典型病案和经典名方,涵盖月经先期、月经后期、月经过多、月经过少、崩漏、痛经等,通过"病案—分析—总结"的体例以及对经典名方的剖析,还原诊疗过程,提炼辨证要点,帮助读者提升临床思维与应变能力。

(四)不孕症的中医治疗策略

不孕症是妇科临床的疑难病症之一,中医通过整体调理、个性化施治,往往能取得满意疗效。本书附加不孕症中医诊疗相关内容,从病因病机、辨证分型、方药配伍等方面,系统总结了不孕症的中医治疗经验,并附以典型案例分析,为临床医师提供可借鉴的思路。

  本书的编写得到了多位中医妇科专家的指导与支持,在此深表感谢。中医妇科学的探索永无止境,希望本书能抛砖引玉,激发更多同仁对传统医学的思考与实践。未来,我们期待通过中西医结合、多学科协作,进一步推动中医妇科学的现代化发展。

  愿本书成为您临床路上的良师益友,共同守护女性健康!

张美玲
2025年6月

目 录

第一章 中医妇科学概述 ······ 001

第一节 中医妇科学的研究范围与理论特点 ······ 001

第二节 中医妇科学的发展简史 ······ 006

第二章 中医妇科临证基础 ······ 016

第一节 女性生殖生理的中医认识 ······ 016

第二节 中医妇科疾病的病因病机 ······ 028

第三节 中医妇科的四诊特点 ······ 035

第四节 中医妇科疾病的主要辨证方法与临证思维 ······ 041

第五节 中医妇科疾病的治法概要 ······ 047

第三章 中医妇科特色疗法 ······ 056

第一节 针刺法 ······ 056

第二节 灸法 ······ 076

第三节 推拿疗法 ······ 080

第四节 其他外治疗法 ······ 089

第五节 饮食疗法 ······ 096

第六节　导引类疗法 …………………………………… 099

　　第七节　情志疗法 ……………………………………… 100

　　第八节　音乐疗法 ……………………………………… 104

第四章　中医妇科临证病案举隅 …………………………… 107

　　第一节　月经病 ………………………………………… 107

　　第二节　带下病 ………………………………………… 130

　　第三节　妊娠病与产后病 ……………………………… 132

　　第四节　妇科杂病 ……………………………………… 133

第五章　中医妇科古代经典名方 …………………………… 153

　　第一节　圣愈汤 ………………………………………… 153

　　第二节　乌药汤 ………………………………………… 155

　　第三节　清经散 ………………………………………… 156

　　第四节　清肝止淋汤 …………………………………… 158

　　第五节　两地汤 ………………………………………… 160

　　第六节　桃核承气汤 …………………………………… 161

　　第七节　宣郁通经汤 …………………………………… 163

　　第八节　清心莲子饮 …………………………………… 165

　　第九节　固阴煎 ………………………………………… 167

　　第十节　保阴煎 ………………………………………… 169

　　第十一节　完带汤 ……………………………………… 171

第十二节　温经汤 …… 173

第十三节　桃红四物汤 …… 175

第十四节　易黄汤 …… 176

参考文献 …… 178

附录　备孕保健专家共识 …… 180

第一章
中医妇科学概述

第一节　中医妇科学的研究范围与理论特点

中医理论包括阴阳五行学说、脏腑经络学说、气血津液学说、病因病机、四诊八纲、辨证施治等。中医妇科学是运用这些基本理论,以整体观念为主导思想,系统地研究女性生理、病理特点和特有疾病的病因、病机、临床表现、诊断、治疗和预防的一门临床学科。

一、中医妇科学的研究范围

中医药治疗妇科疾病历史悠久,具有鲜明的特色,且长期以来的医疗实践已经对其疗效进行了证实。中医妇科学涉及月经病、带下病、妊娠病、产后病和妇科杂病等的辨证及常规的防治方法。随着现代疾病谱的变化,现在的妇科疾病与以往中医古籍中记载的相比出现了一些变化,但围绕女性生长发育、生殖、产育而产生的疾病始终困扰着广大女性。

男女脏腑、气血、经络的活动规律基本相同,但女性有特殊的生殖器官和月经、带下、妊娠、产育、哺乳等特殊生理特点及相关的疾病,故中医妇科学的研究范围主要是女性生殖器官解剖、生理,以及经、带、胎、产、杂病的病因、病机、诊断、辨证、治疗方法。《医宗金鉴·妇科心法要诀》云:"男妇两科

同一治,所异调经崩带癥,嗣育胎前并产后,前阴乳疾不相同。"

学科的内涵和外延是对本学科学术内容的阐述和定位,学科内涵是学科知识体系中最本质的内容,学科外延则是学科内涵的拓展。通过对中医妇科学的内涵及外延的概念界定,进一步思考学科建设方向和内容,将有助于推动中医妇科学的学科建设和发展。

(一)中医妇科学的内涵

中医妇科学的基本内涵比较明确,它是运用中医药基础理论来认识和研究女性特有疾病的发生、发展、变化规律,揭示妇科疾病的病因、病机及诊治规律的一门中医临床学科。中医妇科学的内涵包括研究内容、理论基础、治疗方法与研究任务等。

1. 研究内容

中医妇科学传统的研究内容包括研究女性生殖生理及其影响因素,不断提高对妇科疾病的认识;研究妇科疾病的影响因素,做到未病先防、既病早治、瘥后防复,提高疾病的预防能力;研究妇科疾病的发生、发展规律,提高临床诊疗能力,降低妇科疾病的发生率,保障女性的生殖生理健康等。

2. 理论基础

中医妇科学作为中医学的分支之一,以中医学理论为指导,临床诊治重视整体、内治重调、强调个体化治疗等,同时也具有相对独特的学术理论体系。其区别于其他学科的重要方面在于其独特的理论基础,因女性特有的生殖器官、生理基础,其病理变化必然具有独特性。女性的生理活动是脏腑、天癸、气血、经络等协调作用于生殖轴的结果。其中脏腑中突出肾的重要地位,其作用在女性经、带、胎、产等生理活动中均有体现,故有"肾主生殖"的重要理论。肾在月经的产生和调节中起主导作用,带下的产生有赖于肾精和肾阳的作用,妊娠与产育更是与肾的功能密切相关。天癸主宰月经的潮与止,与"肾主生殖"的功能相协调统一。气血是女性生理活动的基础。冲、任、督、带,以及肾、肝、脾等经络共同调节女性各项生理活动。

依据中医妇科学的基础理论,现代中医医家提出了女性的肾-天癸-冲任-胞宫生殖轴,与西医的生殖内分泌轴(下丘脑-垂体-卵巢-子宫轴)有相似意义;各种致病因素最终直接或间接损伤冲任、胞宫,导致妇科疾病的发生。

第一章　中医妇科学概述

3. 治疗方法

诊治妇科疾病时强调明辨标本缓急、分期论治及辨证和辨病相结合等,中医在多种疾病的诊治中体现优势和特色,治疗方法除了常用的中医辨证论治、中药内服等,还广泛采用各种针灸、推拿等外治法,如常用中药熏洗法、阴道纳药法治疗各类阴道炎,结合中药肛门导入法、中药离子导入法、中药敷贴法等治疗盆腔炎,使药物直达病所,提高临床疗效。穴位注射等亦为中医妇科疾病治疗所常用。

4. 研究任务

中医妇科学的研究任务是对妇科学的理论和经验加以系统整理,发掘和继承历代医家有关妇科疾病的科学内涵,总结现代名家的诊治经验,应用中医学的理论和方法对相关疾病进行科学诊断、正确治疗,并勇于创新;应用现代科学的新理论、新方法、新技术对妇科相关疾病进行科学研究,将新成果应用于临床,最终提高中医药防治妇科疾病的疗效。

(二) 中医妇科学的外延

学科的发展需要结合其外延学科共同进步,以丰富其内涵。中医妇科学的外延可简单定义为:与中医妇科学的学科内涵既相互关联又相对独立的新的交叉学科领域。

中医学基础学科中的中医基础理论、中药学、中医诊断学、方剂学等是中医妇科学的基础,与中医临床学科中的中医儿科学、中医外科学、中医男科学、中医急诊学等密切相关。在临床诊疗及科学研究时,常需借助西医学基础及临床学科的诸多内容,如西医妇产科学、生殖内分泌学等。通过以上学科的学术外延可能分化出具有中医特色的临床学科,如中医妇科病因学、中医妇科诊断学、中医妇科治疗学、中医妇科针灸治疗学、中医妇科情志学等。

中医妇科学的外延涉及多个学科,各学科发展及侧重点不同。各学科发展水平参差不齐,会在一定程度上限制外延的发展,从而使相关三级学科建设相对不足。这就要求我们能综合应用多个学科的理论和方法,从不同角度和不同层次对其进行研究,发展创新理论,注重整理总结。中医妇科学必须深入某一具体领域,并与其方法、理论相互作用和融合,从而产生某一领域系统化的知识集合,进而形成特定的分支学科。

学科是一个动态、发展、变化的概念,学科内涵与外延的丰富和扩展需要长期的知识积累。随着对中医妇科学理论认识的加深,以及现代医学技术的发展,我们应通过辨病与辨证相结合,宏观辨证与微观辨病相结合,中西医理论互补,努力挖掘和发挥中医药治疗妇科疾病的优势和特色,探索病因病机及诊治的新方向,为中医药治疗妇科疾病提供新的理论基础及有效治法和方剂,从而加快中医妇科学内涵与外延的不断发展,但学科内涵与外延的飞跃式发展则需要时间,甚至几代人的共同努力。

二、中医妇科学的理论特点

(一)独特的理论基础

中医妇科学是以中医基础理论为指导,在认识和研究女性的生殖生理、病理和防治妇科疾病的过程中,逐步形成了重视肾、肝、脾、天癸、气血、冲任、胞宫、胞脉、胞络等与妇科生理、病理之间的关系,尤其是形成了肾-天癸-冲任-胞宫生殖轴的新理论。其理论的独特核心是生理基础突出"肾主生殖""妇人以血为基本";治疗突出"调"字,以顾护精血为宗旨。

(二)女性特有的病种

中医妇科学研究女性特有疾病,归纳为经、带、胎、产、杂病,并在治疗上具有调经、种子、安胎的特色和优势。中医妇科中女性特有的病种主要有以下几类。

1. 月经病

(1)月经先期:指月经周期提前7天以上,甚至10余日一行,连续2个周期以上。多因气虚不摄血或血热迫血妄行所致。

(2)月经后期:月经周期延后7天以上,甚至3~5个月一行。常见原因有肾虚、血虚、血寒、气滞等,导致血海不能按时满溢。

(3)月经先后无定期:月经周期或提前或延后7天以上,连续3个周期以上。主要与肝郁、肾虚等使冲任气血失调有关。

(4)其他:如月经过多、月经过少、经期延长、经间期出血、崩漏、痛经等。

2. 带下病

带下病的主要表现是带下量明显增多或减少,色、质、气味异常,伴全身或局部症状。脾虚、肾虚、湿热、湿毒等都可引发带下病。

3. 妊娠病

(1) 妊娠恶阻:妊娠早期出现恶心呕吐,头晕厌食,甚则食入即吐。主要由冲气上逆、胃失和降所致,与孕妇体质、饮食、情志等因素有关。

(2) 胎动不安:妊娠期间出现腰酸、腹痛、小腹下坠或伴有少量阴道流血。多因肾虚、气血虚弱、血热、血瘀等导致冲任不固、胎元失养。

4. 产后病

(1) 产后血晕:产妇分娩后突然头晕眼花,不能起坐,或心胸满闷,恶心呕吐,痰涌气急,甚则神昏口噤,不省人事。常见原因为产后失血过多,气随血脱,或瘀血上攻,扰乱心神。

(2) 产后发热:产褥期内,出现发热持续不退,或者突然高热寒战,并伴有其他症状。常见病因有感染邪毒、外感、血虚、血瘀等。

5. 妇科杂病

(1) 癥瘕:女性下腹结块,伴有或胀、或痛、或满、或异常出血等症状。多由气滞、血瘀、痰湿、湿热等因素导致脏腑功能失调、气血阻滞而成。

(2) 不孕症:女子婚后未避孕,性生活正常,同居 1 年未受孕。与肾虚、肝郁、痰湿、血瘀等多因素导致的冲任失调、胞宫不摄精成孕有关。

(三) 突出"调"字的内治法

中医妇科学认为妇科疾病多为脏腑、天癸、气血、胞宫、经络功能失调性疾病,故内治法突出"调"字。即按《黄帝内经》(简称《内经》)所说"谨察阴阳所在而调之,以平为期"的宗旨,以调补脏腑、调理气血、调治冲任督带、调整月经周期等为主线,并结合女性一生中不同时期的生理特点进行调治。

1. 调补脏腑

(1) 滋肾补肾:针对肾气虚、肾阴虚、肾阳虚等,分别采用补肾益气、滋肾益阴、温肾助阳等治法。如用寿胎丸补肾安胎,治疗肾虚胎漏、胎动不安;用左归丸滋肾填精,治疗经断前后诸证肾阴虚。

(2) 疏肝养肝:有疏肝理气、疏肝清热、养血柔肝等法。如肝郁气滞的月经不调,可用逍遥散疏肝理气调经;肝郁化火的经行吐衄,可用清肝引经汤疏肝清热,引血下行。

(3) 健脾和胃:包括健脾养血、健脾除湿、和胃降逆等。如用八珍汤合归脾汤健脾养血,治疗月经过多脾虚证;用香砂六君子汤和胃降逆,治疗妊娠恶阻脾胃虚弱证。

2.调理气血

(1)理气法:适用于气机不畅之证,常选用柴胡、香附、乌药等理气药,代表方如柴胡疏肝散,可用于治疗肝郁气滞所致的痛经等。

(2)养血法:用于血虚证,以熟地黄、当归、白芍等养血药为主,方如四物汤,可治疗营血虚滞导致的月经不调等。

3.调治冲任督带

(1)调冲任:如可用固冲汤治疗脾气虚弱、冲脉不固所致的崩漏。

(2)调督脉:督脉虚寒可用二仙汤加味,温肾助阳,调补督脉,治疗绝经前后诸证偏阳虚者。

(3)调带脉:带脉失约可用完带汤健脾益气,升阳除湿,治疗脾虚带下。

4.调整月经周期

(1)经前期:以调气为主,使气血畅通,如用逍遥散疏肝理气。

(2)行经期:因势利导,以通为主,促使月经排泄通畅,如桃红四物汤活血调经。

(3)经后期:以补为主,滋阴养血,使血海充实,如用归肾丸补肾养血。

第二节 中医妇科学的发展简史

中医妇科学是中医学的重要组成部分之一,源于医疗实践,又在临床实践中得以发展。从中医妇科学的源流来看,首先重视产育,逐步分为产科和妇科,其中又以妇科的发展尤为突出,长期以来为民族的繁衍做出了巨大贡献。

一、夏、商、西周与春秋战国时期

远古时期,我们的祖先在劳动和生活中就已经发现了一些药物,积累了初步的医疗技术。到了夏、商、西周时期,中医妇产科学处于萌芽阶段,主要有关于难产、妇科药物、种子和胎教理论的记载。

第一章 中医妇科学概述

夏、商、西周时期是中医学的萌芽阶段,当时已有关于生殖与不孕症的记载。殷周甲骨文记载的21种疾病中,有"疾育"。《易经·系辞》指出:"男女构精,万物化生。"《易经·爻辞》中有"妇孕不育""妇三岁不育"等记载。《史记·楚世家》说:"陆终(妻女)生子六人,坼剖而产焉。"这里记载的难产时间相当于夏或夏以前。其注解中还有"(夏)修已背坼而生禹,(殷)简狄胸剖而生契"的难产记载。可见公元前14世纪的人们已经很关心生育的事,这在一定程度上反映了古人对女性孕产的认识。

约成书于公元前11世纪,我国现存最早的文学作品《诗经》中载药50余种,其中有一些重要的妇产科用药。同时期的《山海经》中载药120余种,其中有"种子"及"避孕"的药物。此外,《诗经》和《山海经》中分别记载了一些"食之宜子"或"使人无子"的药物。

关于胎教的认识,《列女传》有"大任者,文王之母……惟德之行……及其有娠,目不视恶色,耳不听淫声,口不出敖言,能以胎教"的记载。可见在周代时人们已注意到母亲的精神、情绪对胎儿发育有相当的影响。这种对"胎教"的认识在今天也是有意义的,目前,一些妇产科专家和神经科专家认为学龄前儿童的教育应从胎儿期开始。

及至春秋战国时期已有专门治疗妇科疾病的医生。《史记·扁鹊仓公列传》曰:"(扁鹊)过邯郸,闻贵妇人,即为带下医。""带下医"就是最早的妇产科医生。《左传·隐公元年》曰:"庄公寤生,惊姜氏。"这是臀位难产的记录。《左传·僖公十七年》谓:"梁嬴孕,过期,卜招父与其子卜之,其子曰:将生一男一女。"这是双胎并过期妊娠的案例。

关于优生的记载,《左传·僖公二十三年》说:"男女同姓,其生不蕃。"蕃,繁殖之意,明确提出近亲结婚对后代的繁殖有害。

关于胚胎发育的记载,《文子·九守篇》曰:"一月而膏,二月而血脉,三月而胚,四月而胎,五月而筋,六月而骨,七月而成形,八月而动,九月而躁,十月而生。"此乃怀胎十月而生的初始记载。

约成书于战国时期,我国现存的第一部医学巨著《内经》,包括《灵枢》《素问》各9卷,共162篇,它确立了中医学的理论基础。同时提出了中医妇科相关理论,如女性的解剖、月经生理、妊娠诊断等,还初步论述了一些女性疾病的病理,如血崩、月事不来、带下、不孕症、肠覃、石瘕等。《内经》还记载了第一个治疗血枯经闭的药方——四乌贼骨一藘茹丸。《内经》的理论为中医妇科学的发展奠定了基础。

二、秦汉与魏晋南北朝时期

秦代已有妇产科病案的记载。据《史记·扁鹊仓公列传》记载,太仓公淳于意首创"诊籍",其中"韩女内寒月事不下"及"王美人怀子而不乳"(乳,生也)的病案,都是妇产科最早的病案。

到了汉代,妇产科有了进一步发展,在医事制度上设有"女医",药物堕胎(流产)、手术摘除死胎等首见记载,并出现了一批妇产科专著、专论。

汉代"女医"(或"乳医"),师古称为"视产乳之疾者"。《汉书·孝宣许皇后传》说:"许皇后当娠病,女医淳于衍者(公元前71年),霍氏所爱,尝入宫侍皇后疾……皇后免身后,衍取附子并合太医大丸以饮皇后。"这里所称的"女医"(或"乳医")当隶属于太医令。

公元前1世纪已有了药物堕胎的记载。《汉书·孝成赵皇后传》说:"掖庭中御幸生子者,辄死,又饮药伤堕者无数。"

现存最早的产科专著《胎产书》,约成书于公元前2世纪,书中对妊娠按月养生提出一些初步见解,反映了当时对妊娠、胎产卫生的认识。

张仲景《金匮要略》中的妇人3篇,论述了妊娠恶阻、妊娠腹痛、产后发热、热入血室、带下、经闭、癥瘕等病的证治,并提出阴道冲洗和纳药的外治法。其中许多经验和方药至今有效,有些重要理论一直指导着中医妇产科的临床工作。

与张仲景同时期的医学家华佗,成功地进行了摘除死胎的手术。《后汉书·华佗传》说:"佗曰:'死胎枯燥,执不自生。'使人探(远取)之,果得死胎,人形可识,但其色已黑。佗之绝技,皆此类也。"这显然是进入宫腔操作的手术,可见当时外科和妇产科已发展到相当水平。

魏晋南北朝时期,主要是脉学和病源证候学的成就推动了妇产科学的发展,提出了晚婚与节育的主张,记载了针刺引产成功的案例,以及逐月养胎的理论。

晋代王叔和著成《脉经》,其中在妇产科方面,提出了"居经""避年"之说,指出"尺中不绝,胎脉方真",描写了产时"离经脉"。此外,还论及了其他妇产科疾病的简要脉证。

南齐褚澄著《褚氏遗书》1卷(10篇),从摄生角度,提出了晚婚与节育的主张。如说"合男女必当其年,男虽十六而精通,必三十面娶;女虽十四而天癸至,必二十而嫁,皆欲阴阳气完实而交合,则交而孕,孕则育,育而为子,坚壮强寿";同时指出"合男子多则沥枯虚人,产乳众则血枯杀人"。这些论述对保护女性健康是有积极意义的。

针刺引产案例在《南史·张邵传》中有记载,徐文伯医术高明,诊一妇人有孕,并予针刺引产成功。

胚胎发育记载与逐月养胎理论,在北齐徐之才《逐月养胎法》(又有名曰《逐月养胎方》)中有较详细论述,如对胚胎发育有了比较准确的描述:"妊娠一月始胚,二月始膏,三月始胞,四月形体成,五月始动,六月筋骨立,七月毛发生,八月脏腑具,九月谷气入胃,十月诸神备,日满即产矣。"同时提出了逐月养胎理论。这些记载,从今天围生期医学的观点来看也是有意义的。

三、隋唐时期

隋代巢元方等编著了《诸病源候论》。书中有妇人病 8 卷,其中前 4 卷论妇科病,包括月经、带下、前阴、乳房诸病,凡月水不调候 5 论,带下候 9 论,漏下候 7 论,崩中候 5 论,全部以损伤冲任立论,这对现下妇科疾病的病机阐述仍有重要指导作用;后 4 卷论产科病,按照妊娠、将产、难产及产后分类,逐项讨论了病因、病机及临床所见,内容颇为丰富。

唐代继隋制建立了比较完备的医事制度,设立了"太医署",这是唐代最高的医学教育机构和医疗机构,专门培养医药人才。自晋代至唐代临证医学日益兴盛,发展特点是逐渐趋向专科化。此时期相继出现了各种综合性医书,丰富了各科临床医学,为妇产科发展成为独立专科创造了条件。

当时著名的医学家孙思邈,兼长内、妇、儿各科,所著《备急千金要方》(简称《千金要方》《千金方》)成书于 652 年,凡 30 卷,有妇人方上、中、下共 3 卷,而且将妇人胎产列于卷首,广泛地讨论了求子、妊娠、产难、胞衣不出、月经、带下及杂病,还精辟地论述了临产及产后护理等内容,还记载有难产、横产、倒生不出者诸方,以及针刺引产的穴位、手法等。由此可知当时妇产科发展的基本情况。

王焘著《外台秘要》,该书成书于 752 年。全书计 40 卷,1 104 门,其中有妇人 2 卷,35 门,关于妊娠、产难、产后、崩中、带下、前阴诸疾均有论述,还记载了若干堕胎断产的方法。可见在唐代已注意到节制生育的问题。

唐代妇产科医家许仁则曾著《子母秘录》10卷,当属妇产科专书,但有记无书,内容不详。考察《外台秘要》有"许仁则方"的记载,由此可见《子母秘录》成书年代当在《外台秘要》之前。

唐代妇产科发展的重要特征,是出现了我国现存理论较完备的产科专著,即昝殷的《产宝》,该书成书于852—856年。现存的《经效产宝》系据清代光绪年间影刻北宋本加句缩影,并补抄目录印行。全书3卷,41门,260余方。每门前有短论,后有附方,记述了妇人妊娠至产后诸疾治法,并第一次提出"冲心"。《经效产宝》对后来产科发展有一定指导作用。

总之,隋唐时期妇产科虽然没有发展成为独立的专科,但是综合性医书关于妇产科理论阐述和产科专著的出现,表明该时期妇产科已颇具水平。

四、宋金元时期

宋代妇产科已发展成为独立专科,在政府医学教育规定设置的九科之中有产科。如《元丰备对》载:"太医局九科学生额三百人……产科十人。"这一时期出现了较多著名的妇产科专著。

杨子建著《十产论》,该书成书于1098年,书中指出"十产"包括正产、伤产、横产、倒产、偏产等,并对各种异常胎位和助产方法进行了叙述,如书中记载有肩产式转胎法,对产科的贡献较大。

朱端章著《卫生家宝产科备要》,该书成书于1184年,集宋以前产科的各家论著,明标出处。书中包括妊娠、临产、产后等内容,并附有新生儿护理和治疗。书中还写了产后"冲心""冲胃""冲肺"的证候和治疗,指出了"三冲"的严重性。齐仲甫著《女科百问》,该书成书于1220年。全书分2卷,将有关妇人的生理、病理、经、带、胎、产及妇科杂病等内容归纳为100个问题(卷上50问,卷下50问),逐一解答,条理清晰,内容简明,并附理法方药。卷下论曰:"产后伤风,热入胞宫,寒热如疟。"这里提出的"胞宫"一词为今人所习用。

宋代在妇产科方面成就最大的是陈自明和他的著作《妇人大全良方》,该书成书于1237年。陈自明乃三世医家,曾任建康府医学教授,历阅30余种妇产科专书,结合家传经验撰成《妇人大全良方》。全书分调经、众疾、求嗣、胎教、妊娠、坐月、产难、产后8门,共24卷,凡268论,论后附方,并有验案。该书系统地论述了妇产科常见疾病,并特别提及对难产的处理。陈自明学术渊源于《内经》，受《诸病源候论》影响（有 56 论与《诸病源候论》全同）。在阐述月经产生机制时，以《素问·上古天真论》为指导，论病以脏腑、经络为辨证纲领，明确提出"凡妇人三十六种病，皆由子脏冷热，劳损而夹带下，起于胞内也。是故冲任之脉，为十二经之会海"。其突出冲任损伤、病位在胞宫的病机，又提出肝、脾是月经的化源，治疗必须十分重视滋其化源。总之，《妇人大全良方》是我国著名的妇产科专著，是当时一部杰出的作品，一直风行 300 余年，对后世医家也有巨大影响。

此外，宋代李师圣的《产论》（21 篇），郭稽中写《妇人方》附其后，遂为完书，名《产育宝庆集》。陆子正著《胎产经验方》、薛轩著《坤元是宝》、虞流著《备产济用方》、李辰拱著《胎产救急方》，但以上诸书均很少流传。在其他综合性医书中，如《太平圣惠方》《圣济总录》《普济本事方》《济生方》《三因极一病证方论》等医书中也有妇产科专论。

金元时期是医学百家争鸣时期，由于历史的局限、地域的不同，医学流派开始兴起，刘、张、李、朱四大家的学术发展，开拓了人们对妇产科疾病的诊断和治疗思路，从不同角度对妇产科做出了贡献。元代医学设 13 科，含产科 1 门。

刘完素认为"六气皆从火化"，治法主用寒凉，这种方法也常用于妇科。刘完素著《素问病机气宜保命集》，该书成书于 1184 年，集中反映了其学术思想。同时该书"妇人胎产论"说："妇人童幼天癸未行之间，皆属少阴；天癸既行，皆从厥阴论之；天癸已绝，乃属太阴经也。"其对女性生理做出了规律性阐述，成为少女着重补肾、中年着重调肝、绝经期着重理脾的理论根据。

张子和著《儒门事亲》，该书成书于 1228 年。他认为"养生当论食补，治病当论药攻"，善用汗、吐、下三法以驱病，这种观点也常用于妇科。此外，该书卷七的"内伤形"说："又一妇人临产……子死于腹……急取秤钩，续以壮绳……钩其死胎……"这里钩取死胎成功的案例，开创了中医产科器械手术助产的先河，这或许就是头皮牵引助产的雏形。

李杲（号东垣）认为"内伤脾胃，百病始生"，治病着重应用补脾升阳除湿之法。此法也广泛用于妇科而收到较好的效果。同时李杲著《兰室秘藏》，该书成书于 1276 年。书云："妇人血崩，是肾水阴虚，不能镇守包络相火，故血走而崩也。"这在今天仍有指导意义。

朱震亨在理论上提出"阳常有余，阴常不足"之说，治疗上重视保存阴精，但在具体应用上不是拘泥不变的。朱震亨著《格致余论》，该书成书于

1347年。该书"灵胎论"说:"阴阳交媾,胎孕乃凝,所藏之处,名曰子宫,一系在下,上有两歧,中分为二,形如合钵,一达于左,一达于右。"其第一次明确描写了子宫的形态。另外,对妇科胎前病、产后病、不孕症等提出的一些治疗原则,在临床上有一定的参考价值。

五、明清与民国时期

明代的医事制度和医学教育设13科,《明史·官职志》记载有妇人科。这一时期中医妇科学在理论和实践上都取得了较大进展,突出表现在薛己、张介宾、赵献可对肾及命门学说的研究和阐发,使妇科治疗有规律可循,且更切合实际。其他著作除对前人经验系统整理外,多是临床实践的自识心得,对妇科实践有重要指导作用。

这一时期妇科专著较多。薛己《薛氏医案》成书于1528—1554年,医案16种,凡28卷,大旨以命门真阴真阳立论,对妇科理论也有重要影响。其中《女科撮要》上卷论经水及外证,下卷专论胎产,共30条,每条均附治验。薛己所撰《校注妇人良方》阐发理论有新意,所集验案多显效。

万全《广嗣纪要》和《妇人秘科》成书于1549—1615年,对妇产科常见病有所论述,多是自识心得,颇有见地。其中《广嗣纪要·择配篇》对女性生理缺陷的螺、纹、鼓、角、脉的5种不宜,即"五不女"进行了论述。王肯堂《证治准绳·女科》成书于1602—1607年,集明代以前的医家医论之大成,对妇科疾病的治疗论述甚详,内容丰富。

明代王化贞《产鉴》成书于1618年。该书系产科专著,分上、中、下卷。上卷详论妊娠及产前诸证与调治;中卷论述了临产须知及分娩中异常情况处理与施治;下卷论产后诸证的治疗与调补。

武之望《济阴纲目》成书于1620年,广集别说,细列纲目,但少有己见。李时珍《本草纲目》(成书于1578年)、《奇经八脉考》和《濒湖脉学》对月经理论和奇经八脉的论述,对中医月经理论的发展做出了重要贡献。

明代张介宾所著《景岳全书》成书于1624年。全书凡64卷,有"妇人规"3卷。书中提出"阳非有余,阴常不足",强调"命门为原气之根,为水火之宅,五脏之阴气非此不能滋,五脏之阳气非此不能发",认为阳气阴精互为生化,形成了全面温补的一派,对妇科理论发展有重要意义,这在"妇人规"中有所体现。同时书中对妇科疾病的论述精湛,理法严谨,对后世妇科的发展有深刻影响。

明代赵献可所著《邯郸遗稿》系妇科专书,为其晚年作品,成书年代不详,现存珍本刊行于1769年。赵氏师从薛己,独重命门学说,早年著作《医贯》,成书于1617年,强调"命门为十二经之主",指出命门在两肾之中,有一水一火,"故曰五脏之真惟肾为根"。其在《邯郸遗稿》中又有发挥,论经孕诸病尽以《素问·上古天真论》为据。论调经依其肾阴虚、肾阳虚的不同情况提出"以滋水为主,不须补血""滋水必兼补血,故必以六味丸滋水""滋水更当养火"。论妊娠时说:"两肾中具水火之源,冲任之根,胎元之所系……如肾中无水胎不安,用六味地黄丸壮水;肾中无火,用八味地黄丸益火。"由此使妇科治疗别开生面,这些观点对妇科的学术发展有重要的价值。

《陈素庵妇科补解》成书于1613—1630年,系陈素庵第19代裔孙陈文昭从宋代《素庵全书》妇科部分录出并补解的。书中的"天癸总论""调经总论""安胎以养血补血为不易之理论""催生者,使气血调和而易产也",以及创制的催生如圣散、兔脑催生丹等仍有现实指导作用。此外,楼英所著《医学纲目》、李梴所著《医学入门》、龚信所著《古今医鉴》等,对妇科疾病也有精辟论述。这些妇产科专著和有关论述,被广泛流传,大大丰富了妇产科学的内容。

清代将妇产科统称为妇人科或女科,继续以独立专科向前发展。清代妇产科的著作较多,流传也较广泛。在理论和实践中影响较大的首推《傅青主女科》《达生篇》《医宗金鉴·妇科心法要诀》《沈氏女科辑要》等。

傅山著《傅青主女科》,该书初刊于1827年。傅山是明末清初的医家,擅长妇产科。书中辨证以肝、脾、肾三脏立论,论述平正扼要,理法严谨,方药简效,更有独到见解,影响久远。

萧赓六所著《女科经纶》成书于1684年,该书辑前人之论,颇有条理,内容较丰富,间有作者见解。

亟斋居士著《达生篇》1卷,该书成书于1715年,论胎前、临产、产后调护之法,难产救治之方,平易浅近,尽人能晓,通俗而广传。

陈梦雷等编著的《古今图书集成·医部全录》成书于1726年,凡520卷,其中有"妇科"20卷。该书广集各家之说,内容丰富,为学习和研究妇产科学提供了重要资料。

吴谦等编著的《医宗金鉴》成书于1742年,此书由政府组织编写,内有"妇科心法要诀",集清代以前的妇产科大成,理法严谨,体例规范,通俗广传,成为医者必读的参考书。

陈念祖所著《女科要旨》约成书于1804年,论调经、种子、胎前、产后,亦多精论。

沈尧封所著《沈氏女科辑要》于1850年由王孟英校注刊行,全书计2卷,最为晚出,而颇多新说,对妇产科有其独到见解,所论精详。

其他著作尚有陈士铎的《石室秘录》、徐大椿的《兰台轨范》、叶天士的《叶天士女科》、沈金鳌的《妇科玉尺》、吴道源的《女科切要》、陈莲航的《妇科秘诀大全》等,以及专论胎产的阎诚斋的《胎产心法》、汪朴斋的《产科心法》、单养贤的《胎产全书》、张曜孙的《产孕集》等。

此外,王清任所著《医林改错》成书于1830年,其求实与创新精神,以及对活血化瘀法的发展,对妇科治疗学有很大影响。唐容川所著《血证论》成书于1884年,该书对气血的化生、作用等有所讨论,在治疗上重视调和气血这一原则,对妇科治疗学发展也有较大影响。

民国时期对妇科贡献比较大的著作有张锡纯著的《医学衷中参西录》,该书成书于1918年。书中关于妇产科方面的医论、医话、医案多有创新之见、精通之论,特别是其创制的理冲汤、安冲汤、固冲汤、温冲汤、寿胎丸等方仍为今人所习用。此外,还有张山雷笺正的《沈氏女科辑要笺正》,该书成书于1933年,书中所倡肝肾学说,多是自识心得,切要发明,曾作教本而广泛流传。民国时期妇产科著作较少。

六、中华人民共和国成立后

中华人民共和国成立后,中医妇科学在医疗、科研、教学、学术交流及政策支持等方面均取得了显著进展。

中华人民共和国成立初期,提出"团结中西医"方针,推动了中西医合作。1954年,以毛泽东一系列指示为指针,形成中西医互相学习的局面,其目标是"把中医中药的知识和西医西药的知识结合起来,创造中国统一的新医学新药学"。此后,国家通过设立中医学院、编写统一教材等措施,将中医妇科学纳入高等教育体系,为其发展奠定了制度基础。如1956年后,在广大中医药妇产科专家努力下,连续出版了数版《中医妇科学》统编教材,并出版了《中国医学百科全书·中医妇科学》等参考书,系统整理了中医妇科理论。

同时,国家也注重高层次人才培养体系的形成。1979年开始了中医妇

第一章 中医妇科学概述

科硕士学位教育,1982 年开始了中医妇科博士学位教育,培养了一大批中医妇科高层次人才。在医疗机构建设方面,政府创办直属卫生部或省级的中医医院(如中国中医科学院广安门医院、西苑医院),妇科作为临床科室成为标配,形成覆盖全国的中医妇科医疗网络。

中西医结合特色疗法也有了一定的创新。20 世纪 60 年代,山西医学院附属第一医院开展"中西医结合治疗宫外孕"研究,与李翰卿先生通过多年临床实践,成功研发出非手术治疗宫外孕(异位妊娠)的方法,即宫外孕Ⅰ号、Ⅱ号方。同时,全国各地发展针灸技术防治难产,减少剖宫产率;中医药结合现代检测手段优化宫颈癌、子宫肌瘤等肿瘤治疗方案,提高患者生存质量;通过调理气血、补肾活血等治法,完善月经不调、痛经、闭经等疾病的诊疗方案,形成个体化诊疗体系。

科学研究是评判学科进步的一个重要标准,通过对科研项目成果的梳理总结,可以看到中医妇科学在改革开放后取得的成就,其中数百项中医妇科研究成果获得国家卫生健康委员会、国家中医药管理局、各省市不同级别的科技奖项。研究课题包括对妇科基础理论的深入探讨以及对妇科疑难病的诊治方法的临床分析、妇科药物的研发等,涵盖子宫内膜异位症、宫颈癌、不孕症等妇科疑难病症。如北京中医医院的"刘奉五妇科经验"获全国科学大会奖(1978)、哈尔滨医科大学的"中药甘遂中期引产作用的研究"获国家卫生部甲级成果奖(1983)、上海中医学院的"二仙汤及其拆方对大鼠下丘脑-垂体-性腺轴调节作用的实验研究"获国家中医药管理局科技进步一等奖(1993)、广州中医药大学的《中医妇科学》获全国高等院校医药优秀教材一等奖(2005)、山东中医药大学等的"经前期综合征病证结合临床、基础和新药研发与应用"获国家科学技术进步二等奖(2006)、黑龙江中医药大学附属第一医院等的"多囊卵巢综合征病证结合研究的示范和应用"获国家科学技术进步二等奖(2014)等。

总之,中医妇科学在继承传统的基础上,不断吸收现代科学技术和西医的先进知识。在临床研究方面,对月经不调、多囊卵巢综合征、子宫肌瘤、盆腔炎等妇科疾病,形成了独特的诊疗方案和特色疗法。在科研上,运用现代实验技术和方法,深入研究中药复方、针灸等治疗妇科疾病的作用机制。学术交流日益频繁,成立了多个与中医妇科相关的学术团体,推动中医妇科学不断发展。

第二章
中医妇科临证基础

第一节 女性生殖生理的中医认识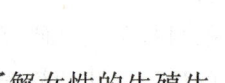

女性生殖生理包括月经、带下、妊娠、产育和哺乳。了解女性的生殖生理特点,才能诊治妇科的经、带、胎、产、杂病。

一、月经生理与调节

月经,是胞宫内膜周期性出血的生理现象。以月为期,经常不变。如同月相之盈亏,潮汐之涨落,故又称"月事""月信""月水"等。李时珍在《本草纲目·妇人月水》中指出:"女子,阴类也,以血为主。其血上应太阴,下应海潮。月有盈亏,潮有朝夕,月事一月一行,与之相符。故谓之月水、月信、月经。"

(一)月经的生理现象

1. 初潮

第一次月经来潮称为"初潮"。月经来潮是女子发育趋于成熟并开始具有生育能力的标志。一般初潮年龄在13~14岁,可因地域、气候、营养等因素的影响而有差异,可以早至11岁,或者迟至16岁。

2. 周期

月经有明显的节律。出血的第 1 天为月经周期的开始,两次月经第 1 天的间隔时间为 1 个月经周期。一般为 21~35 天,平均 28 天。

3. 经期

每次月经的持续时间称为经期。正常为 2~8 天,多数在 4~6 天。

4. 经量、经色、经质

一般在经期第 2~3 天经量较多。月经量难以准确测量,总量为 20~60 mL,超过 80 mL 为月经过多。经色呈暗红,初时较浅,量多时经色加深,将净时渐淡。经质稀稠适中,不凝固,无血块,无臭气。

5. 绝经

女性到 49 岁左右月经自然停止,称为绝经。以停经 1 年以上的最后一次月经为标志。绝经后一般不具备生育能力。绝经年龄一般在 45~55 岁,受体质、营养等因素的影响,也可早至 40 岁或晚至 57 岁。

女性在月经初潮后 1~2 年,月经或提前,或延后,甚或停闭数月,这是身体发育尚未完善之故。一般可逐渐形成正常的周期。生育期女性在妊娠期间月经停闭,哺乳期女性亦多数无月经来潮。这些均属于生理性停经。在绝经前,也会出现月经周期的紊乱,一般历时 1~3 年,月经才逐渐停闭。

月经期间一般无特殊症状。部分女子在经前或经期可出现轻微的小腹胀、腰酸、乳胀,或情绪不稳定,经后自然缓解。

中医古籍还记载了一些特殊的月经现象:定期两月一至者,称为"并月";三月一至者,称为"居经"或"季经";一年一至者,称为"避年";终身不行经而能受孕者,称为"暗经"。妊娠早期,个别女性仍按月经周期有少量出血而无损于胎儿者,称为"激经",又称"盛胎""垢胎"。晋朝王叔和《脉经》中已有并月、居经、避年的记载。其后,《诸病源候论》《本草纲目》也有论及,均认为是月经的异常表现。而《医宗金鉴》则认为并月、居经、避年为月经之常。在临床上,应以生育能力是否正常为主要依据,结合局部和全身情况,判断其是否属于病态。

(二)月经的产生与调节机制

月经的产生,是在全身脏腑、经络、气血的协调作用下,肾、天癸、冲任、胞宫相互调节,使胞宫定期藏泄。

月经的产生和调节机制以肾-天癸-冲任-胞宫为生殖轴心。

1. 肾

肾主封藏,为藏精之脏。《素问·六节藏象论》曰:"肾者主蛰,封藏之本,精之处也。"精是生殖的基础。《灵枢·决气》指出:"两神相搏,合而成形,常先身生,是谓精。"先天生殖之精为元阴、元精。《素问·上古天真论》曰:"肾者主水,受五脏六腑之精而藏之,故五脏盛,乃能泻。"后天水谷之精来源于其他脏腑,也是藏之于肾,以不断充养先天生殖之精。故肾为先天之本,元气之根,是元阴、元阳之宅。

此外,肾主骨生髓,髓通于脑,脑为髓海,故肾与脑相通,脑、髓、骨均属肾所主。《素问·阴阳应象大论》曰:"肾生骨髓。"《灵枢·海论》又曰:"脑为髓之海。"肾生髓是肾藏精功能的一部分。

《素问·上古天真论》曰:"女子七岁,肾气盛,齿更发长;二七而天癸至,任脉通,太冲脉盛,月事以时下,故有子……七七任脉虚,太冲脉衰少,天癸竭,地道不通,故形坏而无子也。"指女子到7岁左右,脏腑渐充,肾气乃盛,生长发育较快,后天之精不断充养先天之精,使藏之于肾的天癸渐趋充盛。到了二七之年,则天癸至,并促使冲任二脉通盛,月经初潮。提示肾在月经的产生过程中起着主导作用。

2. 天癸

天癸源于先天,属阴精,具有促进人体生长、发育和生殖的作用。马玄台注释《素问》时说:"天癸者,阴精也,盖肾属水,癸亦属水,由先天之气蓄极而生,故谓阴精为天癸也。"男女皆有天癸,藏之于肾,在肾气的推动下趋于成熟。《景岳全书·传忠录·阴阳》谓:"元阴者,即无形之水,以长以立,天癸是也,强弱系之,故亦曰元精。"《类经》云:"天癸者,言天一之阴气耳,气化为水,名曰天癸……其在人身,是为元阴,亦曰元气。第气之初生,真阴甚微,及其既盛,精血乃旺,故女必二七,男必二八而后天癸至。天癸既至,在女子则月事以时下,在男子则精气溢泻,盖必阴气足而精血化耳。"

女子在14岁左右,天癸至,任通冲盛,促使血海充盈,胞宫由满而溢,因而有月经来潮,并有孕育功能。到49岁左右,天癸竭,则月经亦随之停止来潮。由此可见,天癸的"至"与"竭"是导致月经来潮与停闭的重要因素,也是月经产生的动力之一。

3. 冲任二脉

冲脉、任脉与督脉皆起于胞中,一源而三歧,属奇经。

冲脉下出于会阴,其上行者行于脊柱之内,与诸阳经相通;其外行者经气街穴与足少阴经、足阳明经交会,沿腹部两侧上达咽喉,环绕唇口;其下行者与肾经相并,渗三阴,即间接联系于肝脾。通过经脉的沟通,冲脉既受到先天之本的肾中真阴真阳的滋养,又得到后天之本的脾胃气血的补充,为十二经气血汇聚之所,具有调节十二经气的作用。《灵枢·逆顺肥瘦》记载:"夫冲脉者,五脏六腑之海也。"故冲脉有"十二经之海""冲为血海"之称。

任脉亦起自胞中,下出会阴,向前沿腹部正中线上行,至咽喉,上行环唇,分行至目眶下。任脉与肾经交会于关元;与肝经交会于曲骨;与脾经交会于中极;与手三阴经亦有交会,还与胃经交会于承浆,得胃气之濡养。任脉主一身之阴,为"阴脉之海"。任脉之气通,胞宫得到阴精之充养,则月经、孕育正常。王冰说:"谓之任脉者,女子得之以妊养也。"故有"任主胞胎"之说。

在天癸的作用下,冲脉广聚脏腑之气血,任脉所司之精、血趋于旺盛,并下注于胞宫,使月经来潮。

除了冲脉和任脉外,还有督脉和带脉参与月经周期的调节。督脉主一身之阳经,与任脉共同维系一身阴阳脉气之平衡。带脉络胞而过,对胞宫有约束的作用。

4. 胞宫

胞宫主月经与孕育,具有定期藏泄的功能。在肾气盛的基础上,天癸依期而至,冲任广聚精血,血海满盈,下注胞宫,则月经开始来潮。又在肝肾的调节下,形成定期藏泄的规律,使月经一月一潮,依期而至。

综上所述,月经的产生和调节以肾为主导,以天癸为促进生长、发育和生殖的阴精与动力,冲任汇集脏腑气血下达于胞宫,胞宫受肝肾的调节,藏泄有期,则月经按时来潮。

附:肝、脾、心、肺与月经的关系

1. 肝

肝藏血,主疏泄,具有贮存与调节血液、疏导气机的作用。肝经与任脉交会于曲骨,与督脉交会于百会,与冲脉交会于三阴交。肝气喜条达而恶抑郁,情志所伤往往影响肝经,导致肝气郁结而发生月经异常。

肝与肾同处于下焦,肾藏精,肝藏血,肾中精气充盛,则肝有所养,血有所充;肝血满盈,则肾精有所化生。精血互生滋养,使经血源源不断。又肾司封藏,肝主疏泄,一藏一泄,使经水行止有度。肾与肝相互协调,共同调节气血的藏泄,使血海按时满盈,则胞宫藏泄有期。

2. 脾

脾主运化,升提气机,统摄血液。脾与胃相表里,胃受纳、腐熟水谷,其精微经脾之运化而化生气血。胃气主降,足阳明胃经下行与冲脉交会于气街,冲脉赖此得到充养,而致"太冲脉盛",是"月事以时下"的一个重要条件。故曰"冲脉隶于阳明"。脾气主升,具有统血之功,使血液循脉道而行,并维持胞宫、胞脉的正常功能。脾胃化生的气血,一方面充养肾精,另一方面又通过经络输注于胞宫,作为月经的主要来源。

肾为先天之本,脾为后天之本,先天与后天相互资生。肾阳温煦脾阳,以维持脾胃的运化功能。

3. 心

心主血,其充在血脉。《素问·评热病论》曰:"月事不来者,胞脉闭也。胞脉者,属心而络于胞中。今气上迫肺,心气不得下通,故月事不来也。"指出心与胞脉的联系。《仁斋直指方》云:"血藏于肝,流注子脏,而主其血者在心。"《素问·阴阳别论》曰:"二阳之病发心脾,有不得隐曲,女子不月。"月经以血为本,胞脉不充或胞脉闭阻均可影响月经的正常来潮。

此外,心居于上焦而属火,肾居于下焦而属水,心肾相交,上下交通,水火相济,是维持脏腑阴阳平衡的重要因素。

4. 肺

肺主气,朝百脉,调节气机,通调水道,输布精微于周身,若雾露之溉。精、血、津、液皆赖肺气之输布而达于胞宫。肺与任、督二脉也有经络上的联系。

心肺皆处于上焦,心主血,肺主气,共同调节气血之运行。在调节气血和产生月经的过程中,五脏是相互协调的。

(三)月经的周期节律

在月经周期中,阴阳气血具有周期性的消长变化,形成胞宫定期藏泄的节律,并以每月1次的月经来潮为标志。

把1个月经周期划分为4个阶段,即月经期、经后期、经间期和经前期。在不同的阶段,阴阳气血的消长有如潮水之涨落,月相之盈亏,呈现规律的变化。

1. 月经期

血海由满而溢,胞宫泄而不藏,血室正开,经血下泄,除旧生新。这是由阳转阴的转化期。此期的"泄"是为了下一个阶段的"藏"。

2. 经后期

经血下泄后,胞宫胞脉相对空虚,阴血亦相对不足,血室已闭,胞宫藏而不泄,通过肾之封藏蓄养阴精,使阴血渐长。

3. 经间期

通过经后期的蓄养,阴精渐充,冲任气血旺盛,达到重阴状态。这是重阴必阳,由阴转阳的转化期。在心、肾阳气的鼓动下出现氤氲状变化,此为孕育之"的候"时,又称"真机期"。

4. 经前期

重阴转阳后,则阳气渐长,胞宫、胞脉、冲任等气血盈满,为育胎做好准备。如真机期阴阳交媾,胎元已结,则藏而不泄,育胎生长。如未结胞胎,孕育未成,则胞宫行泄的作用,血室重开,经血下泄进入下一个周期。

如此循环往复,周而复始,阴阳气血周期性地消长转化,胞宫定期藏泄,形成既有整体性,又有阶段性特点的节律变化,维持女性生殖功能。

(四)月经周期的内分泌调节

月经周期的内分泌调节机制是下丘脑、垂体、卵巢、子宫相互依存、相互制约,同时还受大脑皮质、外界环境和精神因素的影响,其中任意一个环节发生障碍,都会引起卵巢功能紊乱,导致月经失调。

1. 卵泡期

前次月经周期卵巢黄体萎缩后,卵巢性激素减少,同时解除了对下丘脑的抑制,开始分泌促性腺激素释放激素(GnRH),使垂体促卵泡生成激素(FSH)分泌增加,卵泡逐渐发育,在少量促黄体生成素(LH)协同作用下,卵泡分泌雌激素,子宫内膜增生。雌激素逐渐增加,对下丘脑的负反馈作用增强,抑制GnRH分泌,FSH分泌减少。优势卵泡逐渐发育成熟,雌激素出现高峰,发挥正反馈作用,LH 出现高峰,FSH 形成较低的峰,二者协同使成熟卵泡排卵。

2.黄体期

排卵后,循环中的 LH 和 FSH 急速下降,黄体形成并逐渐发育成熟,形成雌、孕激素高峰,使子宫内膜转变为分泌期。大量雌、孕激素协同的负反馈作用,使垂体分泌的 LH、FSH 减少,黄体开始萎缩,雌、孕激素分泌减少,子宫内膜失去激素支持,发生坏死、脱落,月经来潮。随着卵巢性激素的下降,解除了对下丘脑、垂体的抑制,下丘脑再度分泌 GnRH,垂体 FSH 亦回升,于是又开始一个新的月经周期。如此周而复始。

二、带下生理

带下,系女子从阴道排出的一种阴液。生理性带下是润泽于阴道和阴户的阴液。无色透明,黏而不稠,无特殊气味,有时略呈白色,又称白带。健康女子在月经初潮后开始有带下分泌,其量不多,不致外渗,在经前期、经间期和妊娠早期,其量稍有增加,绝经后明显减少。

带下对阴道和阴户起到濡润和充养的作用,并能抵御病邪的入侵。当外邪直中阴中,或侵袭胞宫、胞络,可出现带下异常。

带下为津液之一种,由肾精所化生,是肾精下润之液。《灵枢·五癃津液别》指出:"五谷之津液和合而为膏者,内渗入于骨空,补益脑髓,而下流于阴股。"《景岳全书·妇人规·带浊梦遗类》云:"盖白带出于胞中,精之余也。"

带下的产生是以肾气盛,天癸至,冲任二脉充盛为前提。肾精充盛,在肾气和天癸的作用下,由任脉所司,达于胞中,经督脉的温化、带脉的约束,适量溢于阴道和阴户,以润泽前阴孔窍。生理性带下并有助于阴阳交媾,两精相搏。

带下的质和量随着月经周期的变化而呈周期性改变。《血证论·崩带》曰:"盖带脉下系胞宫,中束人身,居身之中央,属于脾经。脾经土气冲和,则带脉宁洁,而胞中之水清和,是以行经三日后,即有胞水,黄明如金,是肾中天癸之水,得带脉脾土之制,而见黄润之色,乃种子之候,无病之月信也。"说明经间期重阴转阳之时,带下明显增多,是有利于受孕的征兆。而绝经以后,由于肾气渐衰,肾精亏虚,天癸已竭,带下明显减少,致使阴道干涩。

带下是脏腑、经络、津液协调作用于胞宫的生理现象。带下由津液所化,受肾气封藏,经脾气转输运化,肝气疏泄,任脉主司,带脉约束,布露于胞宫,润泽于阴中,并受阴阳气血消长的影响,而呈周期性变化。

在中医古籍中,带下亦泛指经带之疾,即带脉以下之疾,包括女性经、带、胎、产、杂病。如《素问·骨空论》曰:"任脉为病,男子内结七疝,女子带下瘕聚。"但后来根据带下颜色的变化列出白带、赤带、黄带、青带、黑带、五色带等,作为带下病的表现。因此,现代中医学已经把带下病的概念加以局限,以带下的量、色、质、气味发生异常为带下病的特征。

三、妊娠生理

妊娠,指从受孕至分娩的过程。《内经》有"妊子""怀子""有子""重身"等名称,《金匮要略》始称"妊娠"。

(一)妊娠的机制

《易经·系辞》指出:"天地氤氲,万物化醇,男女构精,万物化生。"当时已科学地认识生命的起源。《灵枢·本神》曰:"两精相搏谓之神。"两精,指男女双方生殖之精。神,指具有生机之物体,不断变化发展。两精结合而成胎元,继而演化成形神俱备的胎儿。《灵枢·决气》曰:"两神相搏,合而成形,常先身生是谓精。"两神,指神机,即元阳。两性神机互动相合,产生新生命之元精。这里提出了先天之精的概念。《灵枢·经脉》云:"人始生,先成精,精成而脑髓生,骨为干,脉为营,筋为刚,肉为墙,皮肤坚而毛发长。"

女子受孕的前提是肾气充盛,天癸成熟,冲任二脉功能协调,胞宫藏泄有期。女子在月经初潮之后,月经有规律地来潮,胞脉、胞络通畅,则开始具备生育能力。21~35岁生育能力较旺盛。南齐褚澄《褚氏遗书·问子》指出:"合男子必当其年,男虽十六而精通,必三十而娶;女虽十四而天癸至,必二十而嫁,皆欲阴阳气完实而交合,则交而孕,孕而育,育而为子,坚壮强寿。"

妊娠的条件是男女双方生殖之精正常,《女科正宗·广嗣总论》曰:"男精壮而女经调,有子之道也。"男子亦必须有正常的生殖功能,精气溢泻,达到"男精壮"。"女经调"则包括月经周期、经量、经色、经质正常。在月经周

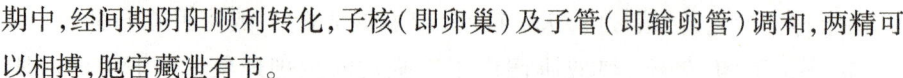

期中,经间期阴阳顺利转化,子核(即卵巢)及子管(即输卵管)调和,两精可以相搏,胞宫藏泄有节。

受孕需要合适的时机。明代王肯堂《证治准绳·女科准绳·胎前门》:"凡妇人一月经行一度,必有一日氤氲之候,于一时辰间……此的候也……顺而施之,则成胎矣。"成年女性每个月经周期有一日一时为"氤氲之候",又称"真机""的候",是最佳受孕时机。

(二)妊娠的生理现象

女性妊娠以后,身体会发生一系列生理性变化。

1. 停经

月经正常的育龄期女性,有正常性生活,月经停止来潮,往往是妊娠的第一个征兆。这是阴血下聚于胞宫以养胎,胞宫藏而不泄的标志。

2. 早孕反应

部分孕妇会出现妊娠反应,如晨起恶心欲吐、厌食、择食、嗜酸、倦息、头晕等,一般不影响生活和工作,在妊娠12周以后自然消失。

3. 妊娠脉象

妊娠脉是六脉平和,滑疾流利,尺脉按之不绝。《素问·阴阳别论》指出:"阴搏阳别,谓之有子。"王冰注释为:"阴,谓尺中也;搏,谓搏触于手也。尺脉搏击,与寸脉殊别,阳气挺然,则有妊之兆也。"《脉经·平妊娠分别男女将产诸证》曰:"尺中肾脉也,尺中之脉,按之不绝,法妊娠也。"因尺脉属肾,胞络系于肾,妊娠后肾气旺盛,故诊尺脉按之不绝。但早孕女性不一定都表现出明显的滑脉,故临证时绝不能单凭脉象来诊断妊娠,应四诊合参,并结合妊娠试验等相关检查以明确诊断。

4. 乳房变化

妊娠后乳房会增大隆起,发胀或触痛,乳头、乳晕着色。《生生宝录》说:"妇人乳头转黑,乳根渐大,则是胎矣。"

5. 子宫增大

妊娠6周可扪及子宫增大、变软,尤以子宫峡部为明显。宫颈着色,呈紫蓝色。妊娠12周以后可在小腹部扪及增大的子宫。

6. 腹部膨隆

妊娠4~5个月后,小腹逐渐膨隆。妊娠36周,宫底达剑突下两横指。

7.胎动和胎心

一般在妊娠5个月后孕妇自觉有胎动。可用听诊器在孕妇腹部听到胎心音。利用多普勒超声仪则可在妊娠12周测到胎心音。

8.胎位和胎体

妊娠晚期,可通过腹部视诊和触诊判断胎头、胎体,确定胎位。

此外,孕妇还可出现带下增多、尿频、便秘,以及面部褐色斑(妊娠斑)、腹壁妊娠纹等生理性变化。一般每次妊娠育一胎。若一孕二胎者称"双胎"或"骈胎",一孕三胎者称"品胎"。

妊娠全过程为10个妊娠月。《千金要方·妇人方》云"妊娠一月名始胚,二月始膏,三月始胞,四月形体成,五月能动,六月筋骨立,七月毛发生,八月脏腑具,九月谷气入胃,十月诸神备,日满则产矣"(此为《千金要方》收录的徐之才《逐月养胎法》),对于胎元发育的过程已有细致的观察与描述。

四、分娩生理

正常妊娠期为10个妊娠月,以28日为1个妊娠月,共计280日。明代李梴《医学入门·胎前》云:"气血充实,则可保十月分娩。"《妇婴新说》云:"分娩之期,或早或迟……大约自受胎之日计算,应以二百八十日为准,每与第十次经期暗合也。"现在预产期的计算是以末次月经第1天的日期为基数,月数加9(或减3),日数加7(阴历则加14),得出的年月日即为预产期。在预产期前后14天内分娩亦属正常范围。

(一)临产的生理现象

妊娠足月临产,古称"临盆",其征兆主要是胎先露进入骨盆,故胎位下移,有释重感。《胎产心法·临产须知十四则》云:"临产自有先兆须知:凡孕妇临产或半月数日前,胎腹必下垂,小便多频数。"有些孕妇在临产前可出现一些疑似现象,应注意辨析。如妊娠八九月时,或出现腹中痛,可自行缓解者,称为"试胎",或称"试月"。如妊娠月数已足,腹痛或作或止而腰不坠痛者,称为"弄胎"。此均非真正的临产先兆,宜安心静待,不必慌张。《景岳全书·妇人规·产要》云:"凡孕妇临月,忽然腹痛,或作或止,或一二日,或三五日,胎水少来,但腹痛不密者,名曰弄胎,非当产也;又有一月前,或半月前,忽然腹痛如欲产而不产者,名曰试月,亦非产也……但当宽心候时可也。"

足月妊娠,发育成熟的胎儿和胎衣从母体娩出的过程,称为分娩。分娩,又称正产,先有见红、阵痛,出现临产离经脉;继而子门开全,则胞衣破,浆水出,胎儿、胞衣依次娩出。《十产论·妇人临产门》指出:"妇人怀胎十月,阴阳气足,忽腹腔作阵疼痛,相次胎气顿陷,至于脐腹痛极甚,乃至腰间重痛,谷道挺进,继之浆破血出,儿遂自生,名曰正产。"分娩的全过程约半日,即12小时左右。

1. 见红

临产时,阴道有少量血性黏液排出,俗称"见红"。

2. 阵痛

腰腹阵阵作痛,小腹坠胀而有便意。阵痛的持续时间渐长、间隔时间渐短,子门渐开。

3. 离经脉

临产脉象会有变化,称为离经脉。《脉经·平妊娠分别男女将产诸证》指出:"妇人怀妊离经,其脉浮,设腹痛引腰脊,为今欲生也。"《景岳全书·妇人规》则说:"试捏产母手中指本节跳动,即当产也。"还有认为是脉象迟数的变化,即脉搏的次数明显加快或变缓。《产孕集》云:"尺脉转急,如切绳转珠者,欲产也。"离经脉对于判断产程进展有一定参考意义。

4. 子门开全

此时产妇应随着阵痛屏气用力,娩出胎儿,约半小时后娩出胎衣。《达生篇·临产》说:"一阵紧一阵者,正生也。"

(二)临产的调护

分娩前应注意调护。使产妇了解分娩的过程,消除紧张焦虑,保持心情舒畅,饮食均衡,充分休息,保存体力,顺应产程的进展。《达生篇》说:"此是人生必然之理,极容易之事,不必惊慌。"又提出"睡、忍痛、慢临盆"作为临产的六字要诀,具有临产指导意义。

(三)影响分娩的因素

影响分娩的因素包括产力、产道、胎儿和产妇精神心理因素等。各方面因素协调,则可以顺利度过自然分娩的过程。若产妇体质虚弱,或临产失于调护,或精神紧张、焦虑恐惧,可使子宫收缩乏力,或子宫收缩不协调,导致难产。若产道狭窄，或胎儿过大，或胎位异常，亦可影响产程进展。如产程过长，处理不当，可影响产妇及胎儿之生命。故产前应充分估计产力、产道、胎儿的情况，对产妇进行宣教，减少难产的发生。在影响分娩的诸因素中，产道和胎儿异常一般可以在产前检查中发现，如先天性产道狭窄、胎儿过大、胎位异常、畸形或连体儿等，应及时处理，进行手术助产或剖宫产。

五、产褥期生理

分娩结束后，产妇的全身脏腑、气血与胞宫逐渐恢复到正常未孕状态的一段时期称为产褥期，一般需要6周。产后第1周称为"新产后"；产后1个月为"小满月"；产后百日为"大满月"。

1. 新产后的生理特点

新产后的1周内，由于分娩时的体力消耗和产创出血，产妇的生理特点是阴血骤虚，阳气易浮。在产后1～2日，可出现微热、自汗、恶风等症状，由于元气虚弱，卫阳不固，易感风寒。《金匮要略·妇人产后病脉证并治》云："新产血虚多汗出，喜中风，故令病痉；亡血复汗，寒多，故令郁冒；亡津液胃燥，故大便难。"病痉、病郁冒、产后大便难被称为产后三病。

2. 恶露

分娩后，子宫内的余血浊液经阴道排出，称为"恶露"。恶露初为暗红色或鲜红色的血性恶露，3～7天后转为淡红色的浆液性恶露，14天以后转为白色恶露，一般持续4～6周。血性恶露一般不超过10天。

3. 子宫复旧

产后子宫收缩，可有小腹阵痛，尤以哺乳时较明显，称为"产后痛"或"后阵痛"。产后1周内应注意检查宫底高度下降的情况。若子宫复旧不良，常伴有恶露增多或持续时间延长。

六、哺乳生理

正常分娩者，一般产后半小时即可开始哺乳。母乳是婴儿最理想的天然食品，尤其是新产后7天内所分泌的初乳，呈淡黄色，质较稠，含有较多的蛋白质和免疫球蛋白，可增强新生儿的抗病能力。产后早哺乳有利于子宫复旧，减少产后出血。产妇每天的泌乳量可达1 000～3 000 mL，6个月后逐渐减少。

母乳为气血所化生。《景岳全书·妇人规·乳病类》指出："妇人乳汁,乃冲任气血所化。故下则为经,上则为乳。"饮食正常,脾胃健旺,化生气血,冲任和调,则乳汁充盈。产妇在哺乳期多数月经停闭,亦有部分产妇在哺乳期恢复月经,但往往经量较少,或周期先后不定,或乳汁减少。

乳汁的分泌受体质、营养、情志等因素影响。哺乳方法不当、乳房发育不良或乳头内陷、乳房疾病如乳痈等均可影响泌乳和哺乳。故哺乳期女性应保持精神舒畅、营养均衡、睡眠充足,并注意清洁乳房,避免感染。

产妇体质虚弱、营养不良、焦虑或抑郁等均可导致乳汁减少。乳母的全身性疾病可影响乳汁的质量。哺乳期使用药物亦需要慎重,部分药物可以通过乳汁传给婴儿,引起不良反应,需加以注意。

哺乳期以6~12个月为宜,但应根据婴儿的生长情况在出生后4~6个月适时添加辅食。哺乳时间亦不宜过长,因乳汁的质和量已经不能满足婴儿生长发育的需求。

第二节 中医妇科疾病的病因病机

妇科疾病的发生、发展,是由各种致病因素导致脏腑功能失常、气血失调,直接或间接损伤胞宫,影响冲任二脉,从而引起女性特有的经、带、胎、产、杂病。

一、病因

导致妇科疾病的因素主要有环境因素、情志因素、生活因素、病理因素和体质因素等。环境因素中以寒、热、湿为多发;情志因素方面以怒、思、恐常见;生活因素主要是指饮食失调、劳逸失常、房事不节、跌仆损伤、调摄失宜等;病理因素如瘀血、痰饮等;体质因素是指人体的抗病能力,即脏腑、经络、气血功能活动的盛衰。各种致病因素作用于机体是否发病,以及发病的表现形式、程度与转归预后,是由体质强弱决定的,这正说明增强体质的重要意义。

(一)环境因素

女性经、孕、胎、产均以血为本,其中寒、热、湿邪易与血相搏,而导致妇科疾病。

1. 寒邪

寒邪致病有外寒、内寒之分,外寒多为实寒,内寒多为虚寒。寒为阴邪,收引凝涩,易凝血、伤阳,可使血脉运行不畅。若感受寒邪,冒雨涉水,过食生冷,则血为寒凝,胞脉阻滞,可出现月经后期、痛经、闭经、癥瘕等;若脏腑功能失常,阳虚内寒,影响冲任胞宫,可出现痛经、带下病、妊娠腹痛、宫寒不孕症等。

2. 热邪

热邪致病也有外热、内热不同,实热、虚热之分。外热者,多是火热之邪侵入胞中,或过食辛热温补之品,令热邪内伏;内热多因脏腑阴血津液不足,阴虚生内热。临床上常把阴虚内热称为虚热,而把情志化火、饮食不当及外感之热等称为实热。热为阳邪,耗气伤津,易动血伤阴。无论虚热与实热伏于冲任、侵入胞中,均可导致妇科疾病,如月经过多、经期延长、赤白带下、胎动不安等。

3. 湿邪

湿邪有内湿、外湿之分,妇科发病多以内湿为主。内湿多责之于脾的运化失调,素体脾虚,饮食不节,或劳力过度,损伤脾气,或肾阳虚衰不能温煦脾土,脾虚不能运化水湿,遂致湿从内生。湿为阴邪,重浊腻滞,主下趋,易阻遏气机,带脉失约,可致带下病、阴痒、不孕症等;若在妊娠期,湿阻气机,可致妊娠恶阻、妊娠水肿等。湿邪还因人体体质寒热、虚实的不同,从阳化为湿热或从阴化为寒湿,湿热蕴结日久甚至可化为湿毒,导致妇科杂病的发生。

(二)情志因素

人类喜、怒、忧、思、悲、恐、惊七种情志变化,是对外界刺激因素的正常反应和表现形式。若七情太过,如突然、强烈、持久的精神刺激,则可引起气血、脏腑、经络的功能失常。内伤七情之中,以怒、思、恐与妇科病证密切相关。

1. 怒

怒伤肝。肝藏血，主疏泄。肝郁气结，疏泄失常，可致月经不调、闭经、崩漏、痛经、经行吐衄、胎动不安、堕胎、缺乳、癥瘕等。

2. 思

思伤脾。脾为气血生化之源，主统血。脾气耗损，气血生化无源，血失统摄，可致闭经、崩漏、月经不调、胎漏、胎动不安、产后恶露不绝等。

3. 恐

恐伤肾。肾主生殖，藏精气。肾气虚损，闭藏失职，冲任不固，则经、带、胎、产诸病均可发生，尤其是月经过多、崩漏、胎动不安、堕胎、小产等，甚或闭经、不孕症等。

（三）生活因素

饮食失调、劳逸失常、房事不节及跌仆损伤，也可使脏腑、气血、冲任的功能失调而导致妇科疾病。

1. 饮食失调

饮食过度、膏粱厚味或寒温失宜均可伤及脾胃；饮食不足，甚或节食、偏食，营养不足，气血生化之源匮乏，气血亏虚，胞宫冲任失养而发生妇科疾病。若过食辛辣助阳之品，可致月经先期、月经过多、经行吐衄、胎动不安等；过食寒凉生冷食物，可致痛经、闭经、带下病等；饮酒、吸烟过量不仅损伤精血，而且影响妊娠和胎儿的发育。

2. 劳逸失常

劳则气耗，逸则气滞。劳倦伤脾，过劳伤肾。女性在月经期、妊娠期、产褥期，应注意劳逸适宜。若经期繁劳过力，可致经期延长或月经过多；若妊娠期持重过劳，易致胎动不安、堕胎、小产；反之妊娠期过度安逸，气血凝滞，易成滞产；产后持重，操劳过早，易致阴挺（即子宫脱垂）。

3. 房事不节

女性若先天不足，或早婚、房事不节、反复人流，都可损伤肾气，耗伤气血。肾气不足，气血失调，能引起各种月经病、带下病、胎动不安、堕胎、小产、不孕症等。

4. 跌仆损伤

女性在经期、妊娠期登高持重，或跌仆闪挫，易致月经过多、崩漏、胎动不安、堕胎、小产等病,阴户受伤可致阴户血肿或撕裂伤。

(四)病理因素

妇人以血为用,气血充盛,胞脉通畅,胞宫血海才能发挥主月经、妊娠等生理功能。若各种原因所导致瘀血、痰饮内阻冲任、胞宫胞脉者,皆可发为经、带、胎、产、杂病等妇科疾病。瘀血、痰饮是疾病过程中所形成的病理产物,并在一定条件下又可转变为致病因素,导致妇科疾病的进一步发生和发展。

气为血帅,气虚血瘀、气滞血瘀;寒为阴邪,血为寒凝,结而成瘀。另外有因热致瘀、因外伤致瘀等。

外感六淫,内伤七情,或饮食不节,劳逸过度等,导致肺、脾、肾、肝及三焦功能失调,气化不利,津液代谢障碍,聚水成痰。如外感湿邪,留滞成痰;外感火邪,炼津成痰;恣食肥厚,内生湿浊;饮食不化,痰饮内生等。

临床上痰饮与瘀血常常相互影响,互为因果,阻滞冲任胞宫,导致各种妇科疾病的发生。

(五)体质因素

体质先天禀受于父母,后天有赖于环境、气候、生活与饮食等影响而形成各自特有的体质。体质因素不仅表现为抗病能力的强弱,还决定着上述致病因素所引发的疾病种类、程度、转归和预后。不同体质,往往使机体对某种致病因素的易感性和发病后证候表现及传变都有所不同。

二、病机

"冲任损伤"是妇科疾病的核心病机。多由脏腑功能失常、气血失调,直接或间接损伤胞宫,影响冲任二脉,导致妇科疾病的发生。

(一)脏腑功能失常

脏腑功能失常可引起气血失调,影响冲任督带和胞宫的功能,导致妇科经、带、胎、产诸病的发生,其中与肾、肝、脾的功能失调关系密切。

1. 肾

肾藏精,主生殖,胞络系于肾。精能化气,肾精所化之气即为肾气。肾气包含着肾阴和肾阳,主宰人体生长发育和生殖功能。五脏之真,唯肾为根,五脏之伤,穷必及肾。若先天不足、房事不节、屡孕屡堕、劳繁过度等均

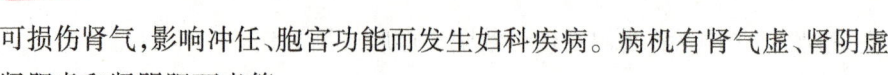

可损伤肾气,影响冲任、胞宫功能而发生妇科疾病。病机有肾气虚、肾阴虚、肾阳虚和肾阴阳两虚等。

(1)肾气虚:主要是指肾气的封藏与固摄功能不足,导致冲任不固,胞宫藏泄功能紊乱,水液代谢失常及脏器下垂,可发生崩漏、带下、胎漏、滑胎、子肿、阴挺等。

(2)肾阴虚:主要是指肾所藏之阴精不足,冲任阴虚,胞脉、胞络、胞宫、阴道、阴户等失于濡养,可发生闭经、绝经前后诸证、妊娠心烦、带下、阴痒等。若阴虚生内热,可致虚热内扰、迫血妄行,发生月经先期、崩漏、经行吐衄等。

(3)肾阳虚:肾的阳气不足,冲任虚寒,胞宫失于温养,可发生月经后期、经行泄泻、经行浮肿、带下、妊娠水肿、性欲减退、不孕症等。

(4)肾阴阳两虚:围绝经期或久病及肾,肾气渐衰;或者阴损及阳,阳病及阴,导致肾阴阳两虚,可发生绝经前后诸证等。

2.肝

肝藏血,调节血量;主疏泄,而司血海,性喜条达;通调气机,体阴而用阳,助脾胃消食运化。若素性抑郁,忿怒过度,或者肝血不足,肝阳偏亢,表现为易郁、易热、易虚、易亢的特点,影响冲任、胞宫,导致妇产科疾病的发生。主要病机有肝气郁结、肝经郁火、肝血不足和肝阳上亢等。

(1)肝气郁结:肝气失于疏泄,胞脉阻滞,导致冲任气机不畅,可发生经行乳房胀痛、经行情志异常、痛经、月经不调甚或闭经、缺乳、不孕症等。

(2)肝经郁火:肝气郁结,郁而化火,导致冲任伏热,扰动血海,或肝火随冲气上逆,可发生月经先期、经行头痛、经行吐衄、子晕、乳汁自出等。

(3)肝血不足:冲任血虚,胞宫、胞脉、阴户失于滋养,可发生月经过少甚则闭经、外阴干燥瘙痒等。

(4)肝阳上亢:肝阴不足,阴不制阳,肝阳之气亢盛,可发生经行头痛、经行吐衄、乳汁自出、妊娠眩晕;若肝风内动,可发生妊娠痫证。

3.脾

脾为气血生化之源,气血是经、带、胎、产、乳等生理活动的物质基础。脾司中气,其气主升,脾气又能统摄血脉,若饮食失节、劳倦过度、减肥失度或忧思不解,均可损伤脾胃,影响冲任、胞宫的功能,而发生妇科疾病。主要病机有脾气虚弱、脾阳不振等。

(1) 脾气虚弱：脾虚气血生化不足，导致冲任失养，血海不能满盈，可发生月经后期、月经过少、闭经、胎萎不长等；若脾不统血，可发生月经过多、崩漏、产后恶露不绝、乳汁自出等；若脾气不足，则冲任不固，胎失所载，可致胎动不安、堕胎、小产等；若脾气虚进而致中气下陷，可发生带下淋漓、阴挺等；若脾胃虚弱，孕后冲气上逆，胃失和降，可致恶阻。

(2) 脾阳不振：脾阳虚，不能升清降浊和运化水湿，湿浊内停，痰浊阻滞胞脉，可致月经后期、闭经，甚至不孕症；湿浊下注冲任，带脉失约，任脉不固，可致带下病；妊娠期湿浊内停，夹痰上逆，可致妊娠恶阻；湿浊泛溢于肌肤，可致妊娠肿胀。

(二) 气血失调

女性的月经、妊娠、分娩、产褥、哺乳等生理活动皆易耗血，气和血是相互依存、互相资生的。气为血帅，血为气母，气行则血行，气滞则血瘀，气逆则血逆，气陷则血陷。因此，气血关系十分密切，气血失调往往导致妇科病证。

1. 气失调

气是指人体内流动着的精微物质，也是脏腑经络活动能力的表现。它涵盖了元气、宗气、卫气、营气的全部功能。

(1) 气虚：气虚不能固摄冲任，血失统摄，可致经行先期、月经过多、崩漏、产后恶露不绝；冲任不固，不能载胎，则胎动不安；气虚，冲任胞宫气弱，无力送胞，可致胞衣不下；气虚下陷，冲任不固，系胞无力，则阴挺；气虚卫表不固，产后腠理不实，而致产后自汗、产后发热、产后身痛。

(2) 气滞：可以引起疼痛，其痛以胀为主，痛无定处。气滞冲任气机失畅，血海失司，可致月经先后无定期、乳房胀痛、产后缺乳；气滞血瘀，冲任阻滞，可致闭经、痛经、癥瘕、不孕症等；气滞湿郁，经期气血壅滞冲任，湿浊宣泄不利，可致经行浮肿；气滞湿郁，痰湿内生，下注冲任，胞脉阻滞，可致月经后期、闭经、不孕症。

(3) 气逆：怒则气上，经行之际，气逆冲上，损伤阳络，可致经行吐衄；妊娠期冲脉气盛，气逆上上，可致妊娠恶阻；肺失肃降，可致妊娠咳嗽。

2. 血失调

(1) 血热：多见于感受热邪，五志过极化火，移于血分；嗜食辛辣助阳之品,引起血热;素体阴分不足,阴虚血热者有之。热伤冲任,迫血妄行,可致月经先期、月经过多、崩漏、产后恶露不绝;损伤胎气,可致胎动不安;热与血结,阻痹胞脉,不通则痛,可致产后腹痛;阴虚血热,致月经先期、崩漏,但血量甚少;血热兼有湿者,湿热下注冲任,可致带下病、阴痒等;湿热与血搏结,瘀阻冲任,胞脉失畅,可致妇人腹痛;湿热蕴结于冲任,氤氲之时,阳气内动,迫血妄行,而致经间期出血。

(2)血寒:感受寒邪,过食生冷,冒雨涉水,久居阴湿之地,或素体阳气不足,均可导致寒与血结。血寒,寒客冲任,胞脉阻滞,血为寒凝,可致月经后期、月经过少、痛经、闭经、癥瘕、产后腹痛等;寒客冲任,不能摄精成孕,可致不孕症;阳虚内寒者,气虚血少,冲任不足,亦可致月经后期、月经过少、痛经,但其经血色淡;寒湿凝滞,瘀阻冲任,血行不畅,可致痛经、闭经、妇人腹痛;寒湿客于冲任,痰瘀交阻,阴部肌肤失养,可致阴疮。

(3)血虚:血海空虚,冲任失养,胞宫、阴道、阴户等失于滋养,可致月经后期、月经过少、闭经、妊娠腹痛、胎动不安、胎萎不长、产后血晕、产后发热、产后缺乳、阴痒等。

(4)血瘀:血瘀的特点是以刺痛为主,痛处固定不移。血瘀,冲任阻滞,导致经行不畅、经期延长、痛经、产后腹痛;瘀停胞脉,导致闭经、癥瘕、异位妊娠、不孕症;瘀停胞脉,血不归经,可致崩漏;气机不畅,营卫不通,可致产后发热;瘀阻冲任,氤氲之时,阳气内动,引动瘀血,血不循经,可致经间期出血。

(三)冲任损伤

凡气血失和,脏腑功能失调,可直接损伤冲任等脉,临床常见冲任不固、冲任虚衰、瘀阻冲任、热(湿)毒蕴结冲任、寒凝冲任和冲气上逆等病理改变。

若经期产时,忽视卫生,感染邪毒,搏结胞宫,可致月经不调、崩漏、带下病、产后发热等;久居湿地,冒雨涉水,或经期游泳,寒湿之邪,侵袭胞宫,客于冲任,血为寒湿凝滞,可致痛经、闭经、癥瘕等;跌仆闪挫,外伤(含宫腔手术创伤),房事不节,或"合之非道"(不洁性交或经期性交),可直接伤及胞宫、冲任,导致月经不调、崩漏、胎动不安、堕胎、小产、不孕症、带下病、妇人腹痛等。

总之,气血来源于脏腑,经络是气血运行的通道,脏腑又需要气血的濡养,故脏腑功能失常、气血失和、冲任损伤可互相影响;同样直接损伤胞宫、冲任，也能导致脏腑功能失常、气血失调，出现气血同病、多脏受累、诸经受损的病理变化。临证需结合女性经、孕、产、乳等不同时期的特点，通过审证求因，方可治病求本。

第三节　中医妇科的四诊特点

四诊是医生通过问诊、望诊、闻诊和切诊，初步收集就诊者的病历资料，并结合八纲辨证和辅助检查，进行综合分析的必要技能。中医妇科的四诊有其自身的特点。

一、问诊

问诊是采集主要症状与病史资料的第一步。问诊应熟悉妇科的基本知识，以和蔼的态度耐心询问，适当启发，细心听取其叙述，以便全面、客观地了解病情。应避免主观臆测和不适当的暗示。对于危重患者，可通过其亲友了解病情，并进行诊治处理，以免贻误抢救时机。曾经到其他医院诊治者，应了解既往诊治情况，参阅有关资料，以便参考。若患者有难言之隐，尤其是涉及性与生殖方面的病史，则应单独进行问诊，并告知相关病史对于诊断与治疗的重要性，以期得到患者的配合。

1. 问年龄

妇科疾病与年龄有密切关系，年龄可作为诊断时的重要参考。不同年龄阶段的女性，生理特点有显著差异，青春期少女肾气初盛，需注意其禀赋是否正常，胞宫藏泄是否定期。育龄期是生育的旺盛期，易受产育、堕胎、避孕药具等因素影响，而发生胎产诸疾；在生活和工作中承受较大的心理与社会压力，容易引起肝郁之证。围绝经期肾气渐衰，脏腑、气血、阴阳失调，可发生绝经前后诸证。老年期因脏腑虚损、气血亏虚，容易发生癥瘕、阴挺等病证，须注意辨析。此外，原发性闭经和绝经的辨别，以及不孕症、胎漏、胎动不安等对治疗方案的选择，均需根据年龄判断疗效和预后。

2. 问主诉

主诉是患者求诊的原因，即患者最感痛苦的症状、体征及持续时间。主诉应高度概括,重点突出,简明扼要。妇科常见主诉有月经停闭、阴道流血、下腹疼痛、带下量多、外阴瘙痒、下腹部包块或不孕症等。应注意了解主要症状的轻重、性质、持续时间。如有不止一个主要症状时,还应询问其发生的顺序,如"停经40天,阴道少量流血3天,左少腹隐痛2天,剧痛3小时"。通过询问患者的主诉,初步估计疾病的大致范围、类别和病情的轻重缓急,为进一步收集病历资料提供线索。

3. 问现病史

现病史是问诊的重要内容。应围绕其主诉询问发病的过程,即从开始出现主诉的症状至就诊时,疾病发生、发展和治疗的全过程,以及目前的自觉症状。要注意了解发病的诱因,具体时间,病情变化,主要症状及伴随症状的部位、性质、程度、持续时间;发病后的诊治经过、疗效及不良反应等。询问时应结合妇科疾病诊断和辨证,注重中医症状特点。如主诉为经行腹痛,应了解疼痛发生在经前、经时或经后;疼痛的性质为刺痛、胀痛、冷痛、灼痛、绞痛或隐痛;疼痛程度及持续时间;是否有其他伴随症状,如恶心呕吐、肢冷汗出、肛门坠胀等。此外,还需要询问其全身症状,如寒热、头身、胸腹、饮食、汗、口味、睡眠、二便等。

4. 问月经史

包括初潮年龄,月经周期,经期,月经量、色、质、气味,末次月经日期,伴随月经周期出现的症状,如乳房胀痛、腹痛、腹泻、头痛、腰痛等。已绝经者应了解绝经年龄,绝经后有无阴道流血、带下异常、骨质疏松或其他不适。

5. 问带下

主要了解带下的量、色、质、气味和伴随症状,如阴痒、阴肿、阴疮等。带下量明显增多或减少,色、质、气味异常是诊断带下病的主要依据。若在月经前期、月经中期或妊娠期出现带下量多,而色质无异常,无臭味,此为生理性带下。此外,带下量多,色白,质清稀者,多为脾虚或肾虚;带下量多,色黄,质黏稠者,多为湿热;带下量多,色赤白相兼,质稠如脓,或者有臭气者,多为湿毒、热毒。

6. 问婚产史

包括婚育年龄、婚次、孕次及妊娠结局(如足月顺产、早产、难产、剖宫产、自然流产、人工流产、异位妊娠等);末次妊娠的时间和结局;产后出血多少,恶露量、色、质、气味和哺乳情况等。若有不孕症、反复自然流产等病史,需了解配偶年龄及精子质量。此外,还需了解避孕或绝育措施及使用时间。

7. 问既往史

了解与现病史有关的既往病史,尤其是妇科疾病、内分泌疾病、结核病、血液病、高血压、肝病、阑尾炎等,以及腹部、子宫、宫颈、会阴等部位的手术史及药物过敏史。

8. 问个人史

了解其生活和工作环境,出生地与居处,环境的变迁,饮食、作息、运动,烟酒等嗜好。

9. 问家族史

了解其家族成员有无遗传病或具有家族发病倾向的病证、传染病等(如地中海贫血、糖尿病、高血压、肿瘤、结核病等)。

二、望诊

妇科望诊除观察神志、形态、面色、唇色、舌质、舌苔外,必要时还要观察乳房、阴户形态,以及月经、带下、恶露、乳汁的量、色、质变化。

1. 望形神

形态是脏腑盛衰的反映;神志是精气神的体现。形神合参,对判断妇科疾病的性质和病情的轻重有重要参考价值。若面色青白,表情痛苦,躬身抱腹,多为妇科痛证;若面色苍白,表情淡漠,甚至昏不识人,多为妇科血证;若面赤唇红,高热烦躁或谵语,多为妇科热证;产前、产时或产后突然四肢抽搐、角弓反张、神昏口噤,多为子痫、产后痉证。

2. 望面色

面色反映脏腑的虚实和气血的盛衰。对妇科疾病要结合病证和病程新久进行分析。如面色萎黄,为营血不足,可见于月经后期、月经过少、闭经等;面色浮红而颧赤者,为阴虚火旺,可见于绝经前后诸证等;面色发绀,多为瘀血内停,可见于痛经、闭经、癥瘕等;面色晦暗,或面颊有暗斑,兼眼眶黧黑者,多为肾气虚衰,可见于闭经、崩漏、滑胎、不孕症等;面部痤疮,尤以经前为甚者,多属肝经郁火或肺胃湿热。

3. 望舌象

舌质反映脏腑寒热、虚实；舌苔反映邪气的性质、深浅，以及邪气进退和津液之盛衰。舌质红为热，舌质淡为气血两虚，舌质暗或见瘀点为血瘀；舌苔白多为寒，苔腻为痰湿，苔黄为热，苔黑而润为阳虚有寒，苔黑而燥为火炽伤津。但要结合病程新久进行分析。新病血瘀，如异位妊娠破裂之少腹血瘀、产后胎衣滞留则未必见舌暗有瘀象，而癥瘕、子宫内膜异位症等往往病程较长，瘀结成癥，可见舌暗或有瘀点、瘀斑，故不可拘泥。

4. 望毛发

肾之华在发，发为血之余。产后血晕导致精血亏虚，可见毛发脱落，发色枯槁，月经停闭；痰饮壅盛，冲任阻滞者多见体毛增多，阴毛浓密，甚如男性化分布，亦有环唇须毛粗长者，多见于月经后期、闭经等的患者。

5. 望月经和带下

望月经包括观察月经量、色、质的变化。若经量明显增多或减少，往往是诊断月经病的依据，经色和经质的改变则为辨证的依据。经量多，色深红或紫红，质黏稠者，多为阳盛实热；经量少，色鲜红，质较稀薄者，多为虚热。色淡红，质稀薄如水者，经量多则为气虚；经量少则为血虚。经量多，色暗红而有血块者，多为虚寒。经量多少不定，色紫暗有块者，多为血瘀。

带下量的改变是带下病的诊断依据，色、质的变化是辨证依据。带下量过多、过少，皆为病态。带下色白，多属脾虚、肾虚；带下色黄，多属湿热或湿毒；带下色赤或赤白相兼，多属血热或邪毒。带质清稀，多属脾虚、肾虚；带质稠黏，多属湿热蕴结。

6. 望恶露

产后恶露量、色、质应与月经接近。若恶露明显增多，过期不止，色淡红，质稀薄，多为气虚；恶露量少，或排出不畅，有血块，多属血瘀；若恶露紫暗如败酱，气味臭秽，伴有发热、下腹疼痛，多为感染邪毒之征。

7. 望乳房和乳汁

女性在月经初潮前开始乳房发育，出现女性第二性征。妊娠期乳房增大、乳晕着色，临产前挤压乳头可有少许乳汁溢出。若月经来潮后仍乳房平坦，乳头细小，多为肝肾不足，失于充养。若妊娠期胀大的乳房变为松弛缩小，可能为胎死腹中之征。产后乳房肿胀、疼痛、焮热潮红，多为乳痈。产后乳汁少而清稀,多因气虚血弱;少而稠则多属肝郁气滞。产后乳汁清稀自出,责之于气虚不摄;乳汁黄稠,滴漏不止,则多因肝热外迫。非妊娠期或哺乳期,挤压乳房有乳汁溢出,多伴有月经后期或月经过少、闭经;若乳房溢血,则需警惕乳房肿瘤。

8. 望阴户、阴道

主要观察阴户、阴道的形态、色泽与带下等情况。若阴户色泽减退、变白,枯槁干涩,粗糙增厚,甚至皲裂,多为肾精亏虚,肝血不足或寒凝血瘀所致;阴户、阴道潮红,带下黄稠,多为感染湿热或诸虫而致;阴户局部肿胀,多属阴疮;阴道有物脱出,多为阴挺。

三、闻诊

闻诊包括听声音和嗅气味。

1. 听声音

包括听语言的多寡、语音的高低、气息的强弱,以及有无痰鸣、太息等,以辨其病之寒、热、虚、实。听胎心音是判断胎儿发育及有无胎儿宫内窘迫的重要依据。对于妊娠女性,还要听胎心音,妊娠20周后用听诊器经其腹壁能听到胎心音。要注意胎心音的强弱、频率、节律等。

2. 嗅气味

正常之月经、带下、恶露无特殊臭气,如有秽臭,多属感染淫邪或瘀热所致;若气味腐臭秽浊,多为热毒内蕴;恶臭难闻,则要警惕宫颈癌的可能。

四、切诊

妇科切诊包括切脉、按诊(按肌肤及胸腹)等。

(一)切脉

一般情况下,妇人之脉稍弱于男子,略沉细而柔软,这是由妇人生理特点决定的。若逢月经、带下、妊娠、临产、产后等变化,脉象则随之变化。

1. 月经脉

月经将至或正值经期,脉多滑而有力,乃月经常脉。若脉缓细弱无力,多属气虚、血虚;脉沉细者,多属肾气不足;脉细数者,多属肾阴不足或阴虚内热;脉沉迟而细弱者,多属肾阳不足;脉弦者,多属肝郁气滞;脉涩者,多属血瘀;脉滑者,多属痰湿;脉沉紧者,多属实寒;脉沉迟无力者,多属虚寒;脉沉濡者,多属寒湿;脉滑数、洪数者,多属湿热、血热;脉弦数有力者,多属肝郁化热。如脉洪大而数,主冲任伏热,每见月经先期、量多;脉沉细或虚弱,主气血亏虚,每见月经过少、闭经;脉细数无力,主虚热津伤,阴亏血少,每见月经先期、量少、闭经、漏下。崩中初起,脉多浮弦数;暴崩下血,脉多虚大而芤;漏下日久,脉多细缓,若反见洪数者为逆,病多深重。

2. 带下脉

带下常脉与一般常脉无异。带下病而见脉缓滑者,多属脾虚湿盛;脉沉细者,多属肾虚;脉滑数或弦数者,多属湿热;脉沉细或濡缓者,多属寒湿。

3. 妊娠脉

妊娠后六脉平和而滑疾流利,尺脉按之不绝,此乃妊娠常脉。若妊娠后脉沉细而涩,或两尺甚弱,多为肾气虚衰,冲任不足,常见于胎动不安、胎萎不长、胎死腹中、堕胎等;妊娠晚期脉弦而劲急,或弦细而数,多为肝阴不足,肝阳偏亢,应警惕发生子晕、子痫的可能。

4. 临产脉

临产之时六脉浮大而滑,欲产则尺脉转急,如切绳转珠,又称离经脉。同时可扪及中指本节、中节甚至末节两侧脉动应指。

5. 产后脉

分娩时耗气伤血,新血未复,故产后脉多见虚缓平和。若产后脉浮滑而数,多属阴血未复,虚阳上浮,或外感邪气。脉沉细涩弱,多属夹瘀证,脉浮大虚数多属气虚血脱。

(二)按诊

1. 按肌肤

通过肌肤的温凉、润燥、肿胀或压痛等以辨寒、热、虚、实。

2. 按胸腹

按胸部主要是了解乳房形状、大小是否对称,有无结节、肿块,以及其大小、性质与活动度,有无触痛等,并挤压乳房观察有无溢乳、溢血。

按腹部主要是了解可否扪及包块及其大小、部位、性质与活动度,有无疼痛,与周围脏器的关系等。腹部不温或寒冷者,多为阳气不足、寒邪内盛;

灼热而痛者，多为热盛。小腹疼痛拒按，多属实证；隐痛喜按，多属虚证。下腹结块坚硬，推之不移，多属血瘀；如结块不硬，推之可移，多属气滞、痰湿。

第四节　中医妇科疾病的主要辨证方法与临证思维

中医妇科疾病的辨证主要是以八纲辨证为纲领，以脏腑辨证和气血辨证为主要辨证方法，个别疾病如产后发热的感染邪毒证采用卫气营血辨证。临床上应根据月经、带下、恶露等的量、色、质、气味等的特点，以及生殖系统局部临床表现的特征，结合全身证候表现和舌脉征象进行综合分析，以辨明疾病的病性、病势、病位、病因和病机，为正确论治、选方用药提供可靠的依据。

一、中医妇科疾病的主要辨证方法

（一）脏腑辨证

脏腑辨证是以脏腑的生理、病理为基础进行辨证分析的方法。

1. 肾病辨证

肾病主要表现为虚证，包括肾气虚、肾阴虚、肾阳虚、肾阴阳两虚，可导致多种妇科疾病，如月经先期、月经后期、月经先后无定期、崩漏、闭经、经断前后诸证、带下病、胎漏、胎动不安、堕胎、小产、滑胎、子肿、阴挺、不孕症等。肾虚证必有"头晕耳鸣，腰酸腿软"。

肾气虚常兼小便频数，精神不振，舌淡苔薄，脉沉细弱；肾阴虚常兼口燥咽干，手足心热，舌红苔少，脉细数；肾阳虚常兼畏寒肢冷，小便清长，夜尿多，舌淡白，脉沉细而迟或沉弱。

2. 肝病辨证

肝病主要表现为实证和虚中夹实证，包括肝气郁结、肝郁化火、肝经湿热、肝阳上亢、肝风内动等，可引起月经先期、月经先后无定期、痛经、闭经、崩漏、带下病、妊娠恶阻、子晕、子痫、缺乳、不孕症等疾病。

肝实证多有"胸胁、乳房、少腹胀痛,烦躁易怒"。肝气郁结者常兼时欲太息,食欲缺乏,脉弦;肝郁化火(热)者常兼头晕胀痛,目赤肿痛,或头晕目眩,口苦咽干,舌红苔薄黄,脉弦数;肝经湿热者常兼口苦咽干,便秘溲赤,带下色黄、臭秽,舌红苔黄腻,脉弦滑而数。

肝阳上亢为虚中夹实证,可见头晕头痛,目眩心烦,舌红苔少,脉弦细或弦而有力;肝风内动是肝阳上亢进一步发展,常兼四肢抽搐,角弓反张,甚至神昏,舌红或绛无苔或苔花剥,脉弦细而数。

3. 脾病辨证

脾病主要表现为虚证或虚中夹实证,包括脾气虚(胃虚)、阳虚(湿)等,可导致月经先期、月经后期、月经过多、崩漏、闭经、经行泄泻、带下病、妊娠恶阻、胎动不安、子肿、阴挺、不孕症等。

脾虚证多有"脘腹胀满,不思饮食,四肢无力"。脾气虚常兼口淡乏味,面色淡黄,舌淡,脉缓弱;脾阳虚常兼畏寒肢冷,大便溏泄,甚则浮肿,舌淡,白腻,脉缓滑无力;脾虚湿盛者常兼头晕头重,形体肥胖,舌淡胖嫩,苔腻,脉滑。

4. 心病辨证

心病在现代妇科疾病中较多见,如心神不宁,可见烦躁失眠、多梦、月经过少、闭经、胎动不安;心血瘀阻可见月经量少、闭经、痛经、产后腹痛等。心火上炎又可见烦躁易怒、口舌生疮、崩漏、经期延长、经间期出血、胎漏等。

5. 肺病辨证

肺病在妇科较少见,可见于经行吐衄、妊娠咳嗽、妊娠小便不通、产后小便不通等。肺病多有"咳嗽喘满"。阴虚肺燥、肺失宣降等各有相应兼症。

(二)气血辨证

气血辨证是以气、血的生理、病理为基础进行辨证分析的方法。气血既由脏腑所化生并使之运行,又是脏腑功能活动的物质基础,故脏腑、气血的病变可相互影响。气和血关系密切,两者的病变也互相影响,出现气病及血,或血病及气。

1. 气病辨证

(1)气虚证:以全身功能活动低下为主要特征。气虚可导致月经先期、月经过多、崩漏、胎动不安、产后恶露不绝、阴挺等。气虚证常见"气短懒言,神疲乏力,舌淡苔薄,脉缓弱"。气虚证与脾虚证有一定联系,但在证候上有所区别。

(2)气滞证:以全身或局部的气机不畅与阻滞为主要特征。气滞可引起月经期、痛经、经行乳房胀痛、子肿、难产、缺乳、癥瘕等。气滞证常见"胸闷不舒,小腹胀痛,脉弦"。气滞证与肝郁证有一定联系,但在证候上也有所区别。

(3)气逆证:进一步发展可出现气逆证,引起妊娠恶阻等。在气滞证的基础上,兼见咳逆喘息,或恶心呕吐,或头晕胀痛等症。

(4)气陷证:进一步发展可引起气陷证,导致崩漏、阴挺等。在气虚证的基础上,兼有头晕目眩、小腹空坠等症。

2.血病辨证

(1)血虚证:以血虚不荣、全身虚弱为主要特征。血虚可导致月经后期、月经过少、闭经、胎动不安、胎萎不长、产后腹痛、不孕症等。血虚证常见"头晕眼花,心悸少寐,皮肤不润,面色萎黄或苍白,舌淡苔少,脉细无力"。

(2)血瘀证:血瘀可引起崩漏、闭经、痛经、产后腹痛、产后恶露不绝、胞衣不下、癥瘕等。血瘀证常见"刺痛拒按,痛有定处,腹内积块,舌紫暗或有瘀斑、瘀点,脉沉或弦涩"。

(3)血热证:血热可导致月经先期、月经过多、崩漏、胎动不安、产后恶露不绝等。血热证常见"心胸烦闷,渴喜冷饮,小便黄赤,大便秘结,舌红苔黄,脉滑数"。

(4)血寒证:血寒可引起月经后期、月经过少、痛经、闭经、胞衣不下、不孕症。血寒证常见"小腹绞痛或冷痛、得温痛减,畏寒肢冷,面色青白,舌暗苔白,脉沉紧"。

二、中医妇科疾病的临证思维

临证思维形式,主要有分析、综合、推理与判断。对妇科疾病的临床诊治,应以主要症状为思维线索,了解发病经过,分析病因病机,进行辨病与辨证,尤其要注意疑似病证的辨析。同时强调对妇科特有疾病的特殊思维的建立,如血证、痛证、热证、带下异常、小腹或少腹结块等。

(一)妇科血证

妇科血证以阴道出血为主,临证时首先应分辨出血的部位。一般通过阴户、阴道的望诊,结合妇科检查,可明确出血来自子宫腔、子宫颈或阴道。通过问诊,了解发病的经过,分析出血的原因,进行鉴别诊断。尤其需要区分月经与非月经之阴道出血。

1. 月经病血证

月经过多、崩漏均可表现为大量阴道出血,临床较常见。

月经过多者,经量增多,但月经周期正常,出血数天可以自止。可通过宫腔镜、诊断性刮宫以排查子宫内膜炎、子宫内膜息肉、子宫内膜异常增生等。此外,子宫腺肌病、盆腔炎、放置宫内节育器等均可引起月经过多。

崩漏主要表现为经血暴下不止或淋漓不断,长达半个月以上,甚至数十日不能自止,月经周期、经期、经量均紊乱。大量出血可致亡血暴脱。

月经病血证多发生于青春期或绝经过渡期。应行超声检查排除占位病变,注意子宫内膜厚度,结合性激素水平变化进行诊治。

2. 妊娠病血证

妊娠病血证的特征是停经后阴道出血。胎漏、胎动不安、堕胎、小产、葡萄胎、异位妊娠等,均可出现或多或少的阴道出血。凡育龄期女性,有性生活,月经过期而有阴道出血者,首先应考虑妊娠病。

胎漏、胎动不安之阴道出血量少,后者伴有小腹隐痛、腰痛或下坠感,子宫增大与停经时间相符,胚胎或胎儿存活。堕胎、小产多由胎漏、胎动不安发展而来,阴道出血明显增加,可超过平时月经量,伴有小腹阵痛、腰痛,如无胎块排出,为胎动欲堕;如有胎块排出,阴道出血不止,腹痛持续者,多为堕胎或小产不全,应行妇科检查及超声检查,及时清除宫腔组织物。葡萄胎属妊娠滋养细胞疾病,多在停经后出现不规则阴道出血,可有水泡状胎块排出,也可突然出现大量阴道出血。子宫增大超过孕周,超声检查可见子宫腔内落雪状回声,未见胚胎或胎儿,或见部分胚胎组织。异位妊娠以输卵管妊娠最常见,多有停经史和不规则阴道出血,或有管状蜕膜排出,若发生破裂,可突然出现一侧少腹撕裂样剧痛,伴急性贫血体征,甚至休克,贫血程度与阴道出血量不成正比。阴道后穹隆穿刺或腹腔穿刺可抽出不凝血。前置胎盘或胎盘早剥均可在妊娠中、晚期发生阴道出血。

3. 产后病血证

产后血崩以新产后大量阴道出血为主症,可引起产后血晕;产后恶露不绝,以血性恶露持续时间延长为特征,亦可同时出现恶露量多。

4. 癥瘕之血证

癥瘕可引起相应部位的出血、疼痛、胀满等症状。诊断的关键在于辨析癥瘕之良恶。子宫肌瘤是引起子宫出血的良性肿瘤,常表现为月经过多、经期延长。引起阴道出血的恶性肿瘤包括阴道癌、宫颈癌、子宫内膜癌、子宫肉瘤、卵巢癌等。绝经后阴道出血尤须警惕恶性肿瘤。

5. 阴户、阴道创伤所致之血证

外阴及阴道骑跨伤、性交所致处女膜或外阴、阴道损伤均可发生出血。

6. 全身性疾病所致之妇科血证

白血病、再生障碍性贫血、血小板减少性紫癜及严重肝功能损害等,均可导致子宫异常出血。

(二)妇科痛证

妇科痛证以小腹痛为主,有急性痛证和慢性痛证两种类型。

1. 妇科急性痛证

妇科急性痛证的主要特点为起病急,疼痛剧烈,常伴有发热、恶心、呕吐、出汗等症状。

若有停经史,应首先考虑与妊娠有关的疾病,最常见的是异位妊娠破裂、流产、孕痈等。若发生在妊娠晚期,有外伤史或妊娠高血压病史者,应警惕胎盘早剥。有子宫肌瘤病史者,应考虑肌瘤红色变性。非妊娠期的妇科急性痛证,主要有卵巢肿瘤或卵巢囊肿蒂扭转、破裂,黄体囊肿破裂等。如伴有发热或寒战,应考虑急性盆腔炎、子宫内膜炎或输卵管卵巢脓肿等。

临证时还应注意与外科和内科急腹症相鉴别。对于急性痛证,在采取缓解疼痛法之前,必须做好诊断与鉴别诊断,切不可随意使用镇痛药,以免掩盖病情,造成误诊。

2. 妇科慢性痛证

妇科慢性痛证又分为周期性和非周期性。

周期性慢性痛证与月经关系密切,疼痛多发生在月经期或经期前后,如原发性痛经、子宫内膜异位症、子宫腺肌病、宫颈狭窄或盆腔炎等。人工流产术后也可出现周期性下腹痛,多因术后宫颈管或部分宫腔粘连所致。先天性生殖道畸形,如处女膜闭锁、阴道横隔等也常引起周期性下腹痛。

非周期性慢性痛证可见于盆腔炎后遗症、子宫内膜异位症、盆腔静脉淤血综合征、下腹部手术后组织粘连及晚期妇科肿瘤等。

(三) 妇科热证

妇科疾病中的热证,多因经期或产后感受风热、暑热、湿热、湿毒、邪毒之邪所致。对热证的诊治,首应明确诊断,辨证求因,尽快查出病原体或做出病原学诊断。"退热"是当务之急。如高热持续,体温达 40 ℃左右,宜中西医结合治疗。产后或流产后发热,可见于产褥感染、乳腺炎或感染性流产。

(四) 带下异常

带下异常包括带下量、色、质及气味的异常。

带下量的多少与体内雌激素水平高低有关。生殖道发生急、慢性炎症,如阴道炎、宫颈炎等,或发生癌变时,带下量会明显增多,其色、质、气味等也会发生改变。

无色透明黏性带下本为正常带下特点,但若其量明显增多,常见于慢性子宫颈管炎、卵巢功能失调致高雌激素水平,或为阴道腺病或子宫颈高分化腺癌所致。白色凝乳块状带下,常伴有外阴阴道瘙痒或灼热疼痛,为外阴阴道假丝酵母菌病的特征。灰黄色泡沫状带下,常伴有外阴、阴道瘙痒或灼热疼痛,为滴虫阴道炎。灰白色匀质稀薄带下,常伴有鱼腥气味或轻度瘙痒,为细菌性阴道病。脓性带下,色黄或黄绿,黏稠,多有臭气,可见于淋病奈瑟球菌或滴虫合并杂菌感染所致的阴道炎、急性宫颈炎及宫颈管炎等,也可见于宫腔积脓、宫颈癌、阴道癌,或阴道内异物等。血性带下即带下中混有血液,可能是放置宫内节育器引起,或为宫颈息肉、子宫黏膜下肌瘤、宫颈癌或子宫内膜癌所致。若阴道持续流出淘米水样带下,恶臭,多为晚期宫颈癌、阴道癌,或子宫黏膜下肌瘤伴感染。如为阵发性排出黄色或红色水样带下,应考虑输卵管癌的可能。带下量过少,甚至阴道干涩,多为体内雌激素水平低下所致,可见于早发性卵巢功能不全等。

(五) 小腹或少腹结块

小腹或少腹结块可来自生殖系统、肠道、泌尿道、腹腔或腹壁。一旦发现女性下腹部肿块,首先要明确肿块的部位、性质、质地,是良性还是恶性。少腹肿块可见于卵巢肿瘤、输卵管积水或积脓、卵巢或子宫内膜异位囊肿等。小腹肿块见于子宫肌瘤、子宫肉瘤、宫腔积血等。肿块质地为囊性者,多属良性病变;质地为实性者,多见于子宫肌瘤、卵巢纤维瘤、附件炎性包块等,恶性肿瘤也多表现为实性肿块。

第五节　中医妇科疾病的治法概要

中医妇科疾病的治疗必须遵循辨证论治,掌握"异病同治""同病异治"的两大原则,以使患者的病理状态尽快恢复为生理状态。中医妇科疾病主要注重脏腑、气血、冲任的整体调摄,此属内治法;有时亦须采取局部治疗法,则属外治法。若属全身性病变,应以内服药为主;若属局部病变,则可单用或兼用外治法处理。

一、内治法

内治法是中医妇科的主要治疗方法,包括调理脏腑、调理气血、调理冲任和周期疗法。

(一)调理脏腑

1. 滋肾补肾

滋肾补肾是妇科疾病重要的治法之一。常用的方法包括滋养肾阴、温补肾阳和补益肾气。脏腑中肾藏精,而有天癸;肾精化肾气,而有肾阴肾阳;肾主冲任、肾气通于胞,而有任脉通畅,太冲脉盛,胞宫完实,月事以时下。

(1)滋养肾阴:适用于因肾精不足、真阴亏损所导致的以阴亏精少、阴血匮乏及阴虚阳亢等为特征的妇科诸疾。常用药如熟地黄、黄精、墨旱莲、女贞子、龟甲胶、阿胶、紫河车、枸杞子等;常用方如六味地黄丸、左归丸、河车大造丸、大补阴丸等。阴阳亢诸候,治宜大补真阴。临床上,宜于滋阴之中加入镇摄潜阳之品,如龙骨、牡蛎、珍珠母之类。

(2)温补肾阳:适用于因肾阳不足、命门火衰所导致的以阴寒弥漫、元阳不振为特征的妇科诸疾。常用药如附子、肉桂、巴戟天、紫石英、淫羊藿、仙茅、补骨脂、菟丝子、益智仁、蛇床子、覆盆子等;常用方如右归丸、温中汤等。

(3)补益肾气:适用于因肾气不充、肾气亏损所导致的天癸迟迟不能成熟而泌至或过早衰竭,冲任、胞宫发育延迟或功能过早减退。常用药如枸杞子、熟地黄、当归、制何首乌、桑葚、菟丝子、续断、桑寄生、金樱子、莲子肉、芡实之类,并加入人参、黄芪等药,使阳生阴长,肾气自旺;常用方如肾气丸、寿胎丸、归肾丸、固阴煎等。

临证时除正确选用滋肾药或温肾药外,还须注意调节肾阴阳的平衡。《景岳全书·新方八略》云:"善补阳者,必于阴中求阳,则阳得阴助而生化无穷;善补阴者,必于阳中求阴,则阴得阳生而泉源不竭。"近代妇科领域的大量研究,揭示了补肾中药对下丘脑-垂体-卵巢性腺功能有调节作用,并对神经-内分泌-免疫网络有重要影响,这正是补肾中药在调经、种子、安胎等妇科疾病中的药效学基础。

2. 疏肝养肝

疏肝养肝是治疗妇科疾病的重要方法之一。临床上主要有疏肝解郁和养血柔肝等治法。肝藏血主疏泄,肝司血海,故有月经月月如期。

(1)疏肝解郁:适用于肝气郁结、疏泄失常,而影响冲任气血失调。治宜疏肝解郁,理气调经。常用药如柴胡、香附、枳壳、佛手、路路通、郁金、川楝子、香附、青皮、橘叶、白芍等;常用方如柴胡疏肝散、四逆散、越鞠丸等。凡肝郁气盛克脾土者,宜在疏肝基础上佐以健脾之品,常用方如逍遥散等。肝郁化火,治宜清肝凉血泻火,常用药如龙胆草、川楝子、牡丹皮、山栀子、桑叶等;常用方如丹栀逍遥散、清肝引经汤、龙胆泻肝汤等。

(2)养血柔肝:适用于肝血虚、营阴不足。治宜滋阴补血,养肝调经。常用药如女贞子、熟地黄、白芍、桑葚、枸杞子、墨旱莲、制何首乌、当归、桑寄生、沙参、玉竹等;常用方如杞菊地黄丸、一贯煎、一阴煎等。肝阴不足而致肝阳上亢者,应于育阴之中加入潜阳之品,常用方如三甲复脉汤、大定风珠、小定风珠等。阴虚火旺而致肝风内动者,宜兼镇痉息风,常用药如钩藤、地龙、石决明等;常用方如羚角钩藤汤、镇肝息风汤等。

补肾法与养肝法往往同用。肝肾同源,肝主疏泄,肾司闭藏,一开一阖,一泄一藏,相互协调,以维持月经及妊娠的定期藏泄。且肝肾为冲任之本,冲为血海,与肝经关系密切;任主胞胎,与肾经直接有关,故临床上往往通过滋补肝肾以调养冲任。

3. 健脾和胃

健脾和胃以助气血生化之源，是妇科常用的治法。临床上主要有补益脾气、和胃降逆等治法。脾生血主统摄，故有气血循经源源不竭。

(1) 补益脾气：适用于脾虚而运化水谷不利，气血生化不足。治宜补脾益气。常用药如党参、白术、茯苓、扁豆、黄芪、砂仁、莲子肉、山药、大枣等；常用方如四君子汤、参苓白术散等。若虚甚而致中气下陷者，宜补中益气，升阳举陷，可重用黄芪、人参、白术，佐以升麻、柴胡以升阳；常用方如补中益气汤等。脾虚失于统摄，治宜补脾摄血，可于补脾益气药中加入炮姜炭、荆芥炭、艾叶、煅龙骨、煅牡蛎、山茱萸、五倍子、赤石脂等止血固涩之药；常用方如归脾汤、固本止崩汤、安冲汤等。脾虚水湿运化失调者，则湿从内生，治宜健脾化湿，可于补脾药中加入苍术、白术、升麻、柴胡等燥湿升阳利水之品；常见方如完带汤等。

(2) 和胃降逆：适用于脾胃气虚之胃失和降，治宜和胃降逆止呕，常用方如香砂六君子汤、小半夏加茯苓汤等。若胃热而呕逆者，治宜清热降逆止呕，常用药如竹茹、黄连、代赭石、芦根等；常用方如橘皮竹茹汤、苏叶黄连汤等。如伴有胃阴不足，宜酌加沙参、石斛、麦冬、玉竹之品。若胃寒而呕逆者，治宜温中降逆止呕，常用干姜、砂仁、吴茱萸、丁香、紫苏叶等；常用方如丁香柿蒂汤、干姜人参半夏丸等。

(二) 调理气血

气血是机体生命活动的物质基础和动力，气为血之帅，血为气之母。女性特殊的生理活动：月经赖血气化生，孕育赖血气长养，分娩赖血气推动，乳汁赖血气生化。因此血之于气若有不调，无论是气之虚、滞、陷、逆，还是血之寒、热、虚、瘀，抑或是气血两虚、气滞血瘀等，均可导致临床常见的经、孕、产、乳诸疾。

1. 补益气血

(1) 补气固摄：适用于气虚冲任不固，治宜补气固摄。常用药如党参、白术、黄芪、炙甘草等；常用方如四君子汤、独参汤、举元煎、补中益气汤、归脾汤等。

(2) 养血益精：适用于精血不足，冲任虚损，治宜补血填精。常用药如当归、制何首乌、熟地黄、阿胶、枸杞子、龙眼肉、黄精、紫河车、鸡血藤、鹿茸等；

常用方如四物汤、当归补血汤、滋血汤、人参养荣汤等。

2. 理气行滞

理气行滞适用于肝失调达,气机郁滞,冲任失调,治宜理气行滞。常用药如香附、乌药、木香、小茴香、橘叶、大腹皮、枳壳、厚朴、紫苏梗等;常用方如逍遥散、金铃子散、加味乌药汤、香棱丸等。

3. 活血化瘀

活血化瘀适用于瘀血内阻,冲任不畅所导致的妇科疾病。活血化瘀方药不仅用于妇科瘀血病证的辨证治疗,还可与其他治法相互配合运用以增强对多种妇科疾病的疗效。常用的有活血祛瘀、祛瘀消癥和祛瘀止血等法。

(1)活血祛瘀:适用于瘀血留滞于胞宫、胞络、胞脉或者脏腑、经络之间,而致气血运行不畅,治宜活血祛瘀。常用药如桃仁、红花、当归尾、川芎、益母草、泽兰、赤芍、丹参、凌霄花、刘寄奴等;常用方如血府逐瘀汤、少腹逐瘀汤、膈下逐瘀汤、生化汤、失笑散等。

(2)祛瘀消癥:适用于瘀积日久,结而成癥,遂致癥瘕、异位妊娠、子宫内膜异位症等,治宜活血化瘀,攻坚散结。常用药如三棱、莪术、苏木等;常用方如桂枝茯苓丸等。

(3)祛瘀止血:适用于瘀阻冲任,新血不得归经而致月经过多、崩漏、产后恶露不绝,宜佐用化瘀止血药以标本同治,即祛瘀止血法。常用药如三七、蒲黄、益母草、花蕊石、大蓟、小蓟、血竭、荆芥炭等;常用方如失笑散、花蕊石散等。

4. 温经散寒

温经散寒适用于寒邪客于冲任、胞宫、胞脉、胞络,血为寒凝致血行不畅。常用药如肉桂、附子、桂枝、艾叶等;常用方如温胞饮、温经汤等。凡因虚寒内生而致病者,多兼精血不足,治宜温经散寒,养血益精。可于温经散寒药中,加入制何首乌、熟地黄之类;常用方如右归丸、艾附暖宫丸等。

5. 清热凉血

清热凉血适用于外感热邪,或素体阳胜、肝郁化火、久病阴亏等,致血热内蕴,热扰冲任,迫血妄行。临床上有实热、虚热之分。实热者若未影响血分,治宜苦寒清热或甘凉清热,常用药如黄芩、黄连、山栀子、黄柏、金银花、连翘、鱼腥草、败酱草、紫花地丁等;常用方如清经散、保阴煎、抽薪饮。热入血分,则宜清热凉血,常用药如生地黄、赤芍、牡丹皮、茜草根、苏木、红花之类;常用方如芩连四物汤、清热固经汤等。阴虚血热者,治宜养阴清热,常用药如生地黄、地骨皮、牡丹皮、白薇、青蒿、胡黄连、墨旱莲、银柴胡等;常用方如两地汤、知柏地黄丸、加减一阴煎等。

血被热灼,煎熬成瘀,治法除清血热以外,尚应结合凉血化瘀,常用药如赤芍、牡丹皮、蒲黄、红花、桃仁、泽兰等;血热妄行者宜清热凉血止血,常用药如大黄、地榆、槐花、白茅根、桑叶、荠菜、马齿苋、茜草根、白及等。

6. 祛湿化痰

祛湿化痰适用于痰湿内蕴,下注冲任。常用利湿药如泽泻、薏苡仁、通草、车前子、滑石、猪苓等。湿从寒化则为寒湿,治宜温化水湿,可在利湿药中加入苍术、生姜皮、大腹皮、草果、砂仁等温化之品,常用方如参苓白术散、健固汤等;湿从热化则为湿热,治宜清热利湿,可在利湿药中加入茵陈、败酱草、萆薢等,常用方如止带汤、萆薢渗湿汤等。脾失健运,聚液成痰,治宜燥湿化痰,常用药如皂角刺、法半夏、陈皮、石菖蒲、浙贝母等;常用方如苍附导痰丸、涤痰汤等。

(三) 调理冲任

冲、任、督三脉,通过带脉的纽带作用,与十二经脉、五脏六腑相联系,犹如江河与湖泽的关系,起到互相调节与滋养的作用,尤其冲任二脉,不仅与女性生理密切相关,而且在妇产科疾病的发病机制中占有重要地位。对奇经八脉的辨证用药,《得配本草·奇经药考》已有详列。调理奇经以治疗妇科疾病,主要在于调理冲任督带。着重从调肝肾、暖胞宫、填精髓、通血脉这几个方面着手,常用通调冲任督带的治法有补益冲任、固摄冲任、通利冲任、镇安冲任等。

1. 补益冲任

(1) 温补冲任:适用于冲任虚寒,督脉虚损,治宜温督脉、补冲任、暖带脉。常用药如附子、肉桂、蜀椒等;常用方如斑龙丸、温脐化湿汤、温冲汤等。

(2) 滋养冲任:适用于精血不足,督脉不充,冲任虚衰,带脉失约,治宜调补冲任,滋养督带。常用药如阿胶、山药、枸杞子、肉苁蓉等,其他如知母、麦冬、玄参等滋阴凉血药亦有此用;常用方如龟鹿二仙膏。

2. 固摄冲任

固摄冲任适用于冲任不固、带脉失约。常用药如芡实、莲子肉、五倍子等;常用方如安冲汤、固冲汤等。

3. 通利冲任

通利冲任适用于寒、热、痰、湿、瘀、郁气犯及冲任督带,致使冲任阻滞,治宜行气活血、祛痰通络或利湿化瘀。常用药如川楝子、郁金、香附等;常用方如少腹逐瘀汤、苍附导痰丸、桃红四物汤等。

4. 镇安冲任

镇安冲任适用于胃气虚而升降失司,不能下行,而冲气上升,治宜安冲降逆。常用药如半夏、麦冬等;常用方如加味麦冬汤、安胃饮等。调理冲任督带,与肝肾的关系最为密切。

(四)周期疗法

周期疗法是根据月经周期不同时期肾阴阳转化、消长节律和气血盈亏变化的规律,结合妇科疾病的病机特点进行分期用药,以调整肾-天癸-冲任-胞宫生殖轴功能的一种治法。药物选择多遵循滋肾养血—补肾活血—调补肾阴肾阳—活血化瘀的序贯立法原则,属于中医的时间治疗法。常用于月经不调、崩漏、闭经、不孕症等的治疗。

用药思路在于月经后血海相对空虚,属于在肾气作用下逐渐蓄积阴精之期,治法上以自身益阴养血为主;经间期为重阴转化期,阴精充盛,由阴转阳,冲任气血活动旺盛,应促进阴阳转化,并疏通冲任血气;经前期为阳长期,治宜平补肾气,使阴充阳长,以维持肾阴阳相对平衡状态;行经期为重阳转化期,血海满盈而溢下,治宜活血调经,以推动气血运行。

周期疗法是根据月经生理特点立法的,临证时还应按不同病种的不同病机变化灵活运用。

二、外治法

中医妇科外治法用于临床已有悠久的历史,是妇科临床常用的一种治法,主要应用于胞中、阴户、阴道等局部病变。近代妇科临床又有所发展,如敷贴法、热熨法、针灸法、阴道冲洗法、中药离子导入法(即灌肠疗法)、中药宫腔注入法、中药肛门导入法(即灌肠疗法)、中药穴位注射法、激光穴位辐照法等治法,为中药治疗妇科病开辟了多方法、多途径给药的新思路,不仅可以达到杀虫、止痒、清热解毒、止血、止痛、止带、祛寒、消肿、排脓、生肌等功效,也减少了药物对胃肠和肝肾的不良反应。若局部病变影响或累及全身,或局部病变为全身病变在局部的反映时,可外治用药与内服方药合用,进行整体调治。

外治法一般在非行经期进行,凡阴道出血或患处出血、溃疡者禁用,妊娠期慎用。

1. 外阴熏洗法

此法是将煎好的中药蒸气向阴户进行熏蒸,以及用温度适宜的药液进行淋洗和浸浴的一种外治方法。主要是借助药液的热度温通经络,促使药物的渗透和吸收,达到清热解毒、止带消肿的目的。

2. 阴道冲洗法

此法是用阴道冲洗器将中药药液注入阴道,在清洁阴道的同时使药液直接作用于阴道而达到治疗目的。常用于盆腔或阴道手术前的准备,以及带下病、阴痒等的治疗。

3. 阴道纳药法

此法是用中药研成细末或制成栓剂、胶囊、膏剂等剂型,纳入阴道以达到治疗目的。常用于治疗带下病、阴痒等。其主要机制是利用药物留置阴道内,使局部药物浓度较高,作用时间长,且直接接触患病部位,药物能发挥直接的治疗作用。

4. 中药宫腔注入法

此法是将中药制成注射液,常规消毒后注入宫腔及输卵管内,以了解输卵管的通畅情况。具有改善局部血液循环、抗菌消炎、促进粘连松解和吸收,以及加压推注的钝性分离作用等综合治疗效应。用于治疗宫腔和(或)输卵管粘连,阻塞造成的月经不调、痛经、不孕症等。

5. 中药肛门导入法

此法是将药物制成栓剂纳入肛内,或煎煮成药液进行保留灌肠。药物在直肠内吸收,增加盆腔内血循环中药物的浓度,有利于慢性盆腔炎、盆腔瘀血症等病的治疗。

6. 敷贴、热熨法

(1)敷贴法:此法是将外治药物的水剂或制成的膏剂、散剂等,直接贴敷在患部,达到解毒、消肿、止痛、利尿或托脓生肌等治疗作用的一种方法。常用于治疗妇产科痛证,如痛经、盆腔炎腹痛、产后腹痛、产后外阴肿痛、妇产科手术后腹痛等,也用于产后尿闭、癥瘕和不孕症等。常用清热解毒、行气活血、温经散寒、消肿散结、通络止痛、生肌排脓类中药。

膏剂多以温经散寒、通络止痛的中药加入皮肤渗透剂制成。用时将橡皮膏贴于气海、关元、三阴交、肾俞、膀胱俞等穴位或痛点,作用时间持久,多用于妇科痛证。散剂由行气活血、祛瘀消癥、通络止痛或佐以温经散寒,或佐以清热凉血的中药加工成粗粒,棉布袋装,封口成包。用时浸湿药包,隔水蒸15分钟,外敷患处。糊剂是将药物加工成细末,用时加水或水与蜜糖等量,调成糊状敷于下腹部或患部。

(2)热熨法:此法是将药物加工并加热敷贴患部,借助药理和热力的作用,使局部气血通畅,以达到活血化瘀、消肿止痛或温经通络目的的方法。适用于寒凝气滞的妇科痛证如痛经、慢性盆腔炎、妇产科术后腹痛,或癥瘕、产后小便癃闭等证。

7. 中药离子导入法

中药离子导入法是运用中药药液,借助药物离子导入仪的直流电场作用,将中药离子经皮肤或黏膜导入盆腔,并在局部保持较高浓度和较长时间,使药效充分发挥,以治疗慢性盆腔炎和妇科手术后盆腔腹膜粘连、子宫内膜异位症、陈旧性异位妊娠等。

8. 针灸、推拿、拔罐法

(1)针法:是针对不同的疾病运用不同的针具,进行针刺施术的过程。其治疗原则可归纳为补虚泻实,清热温寒,治病求本和三因制宜。补虚泻实,即扶助正气,祛除邪气;具体治疗方法是"实则泻之,虚则补之,不盛不虚以经取之"。清热温寒,即热性病证治疗用"清"法,寒性病证治疗用"温"法;具体治疗方法是"热则疾之""寒则留之"。治病求本,即在治疗疾病时要抓住疾病的根本原因,采取针对性的治疗方法,具体治疗方法是"急则治标""缓则治本"或"标本同治"。三因制宜,即因时、因地、因人制宜,根据患者所处的季节、地理环境和个人的具体情况,而制定适宜的治疗方法。

(2)灸法:是以艾绒为主要材料制成艾灸,点燃后在体表的一定部位或穴位进行烧、灼、熏、熨,给人体温热刺激,以达到温通经络、益气活血、防治疾病的一种外治法。《灵枢·官能》曰:"针所不为,灸之所宜。"说明灸与针刺结合可以相得益彰,以提高疗效,所以它是针灸学的重要组成部分。

（3）推拿法：是通过作用于人体的体表局部而对机体的生理、病理产生影响的一种手法，具有疏通经络、行气活血、调整脏腑阴阳功能等作用。应用推拿方法治疗妇产科疾病已有数千年的历史。推拿操作需要循经络，按穴位来进行，得气与否及得气感的强弱是判断推拿疗效的前提条件。经气运行于经络之内，穴位是经气汇聚之所。推拿手法直接作用于经穴，主要是通过激发经气的运行、调动与经络相连的心肺等脏腑的功能，以推动全身的气血运行，从而起到疏通经络和行气活血的作用。

（4）拔罐法：是以罐为工具，借助燃火的热力、抽气等方法排除罐内空气造成罐内负压，使之吸附于腧穴、经络，或者体表一定部位，使局部毛孔扩张、皮肤充血、瘀血，给予皮肤机械刺激和温热刺激，以达到防治疾病目的的一种方法。

三、心理治疗

心理治疗是与躯体治疗相对应的一种治疗方法，是医务人员运用心理学的理论和技术，通过其言语、表情、举止行为并结合其他特殊的手段来改变患者不正确的认知活动、情绪障碍和异常行为的一种治疗方法。随着现代医学的发展、医学模式的转变、现代健康内容的演变，心理治疗将是医学科学中不可缺少的重要治疗手段和方法。

在中医学理论体系中贯穿着心身统一的思想，强调"形神合一"，认为形体和精神是一个统一的整体，重视情志致病的病因病机。具体治法多种多样，包括疏导解郁法、定情安神法、情志相胜法、以理遣情法、移情易性法、抑情顺理法、暗示解惑法、澄心清志法等，以达到七情调和之目的。

妇科疾病中七情致病的因素比较多，了解患者的心理状态与疾病的关系，对于妇科疾病的治疗非常重要，据此选择适应的心理治疗方法是治疗成败的关键。因此，从事心理治疗的医务人员应具有丰富的心身医学知识和实践经验。《妇人大全良方·室女经闭成劳方论》曰："改易心志，用药扶持。"即用心理治疗先医其心，并根据病情用药治疗，这样"心身同治"才能取得更好的疗效。

第三章
中医妇科特色疗法

第一节　针刺法

一、毫针刺法

毫针刺法,指用毫针(包括芒针)刺入体表的经络腧穴或病变部位以治疗疾病的针刺法。一般针体长度在4寸及4寸以下者称为毫针,针体长度在5寸及5寸以上者,称为芒针(又称长针)。实际上,芒针只是在尺寸上比毫针长,其操作方法与毫针相类似。毫针刺入体表相应部位,可促进和调整经络气血运行,协调和恢复机体阴阳平衡,达到扶正祛邪、防治疾病的目的。毫针刺法是古今针灸临床运用最多、手法最丰富、应用最广泛的治疗方法。

(一)操作方法

1. 刺手和押手

针刺操作分刺手和押手。

(1)刺手:是指持针的手,临床上多数医生以右手持针,故右手称为刺手。持针姿势一般以拇、食、中指夹持针柄,以无名指抵住针身,运针时运用指力,使针尖快速透入皮肤,再行捻转,刺向深层,并施提插、捻转等各种手法。

(2)押手：是指按压穴位的手，一般以左手按压穴位辅助进针，故左手称为押手。押手主要是固定穴位，减少进针时的疼痛感，并使针有所依靠，不致摇晃和弯曲，以便行针施术，还可以调整和加强针刺感应，以提高疗效。

2. 进针法

毫针的进针方法有双手进针法和单手进针法。

(1)双手进针法：是指左右手互相配合将针刺入的进针方法。这是最基本的进针方法，必须熟练掌握之后，再练习单手进针法。双手进针法根据不同的针刺部位及针的长短而分为指切进针法、夹持进针法、提捏进针法、舒张进针法。

指切进针法：以押手拇指或食指指端切压在穴位上，刺手持针，紧靠押手指甲缘将针刺入皮肤。此法适用于短针刺入肌肉丰厚处穴位的情况。

夹持进针法：押手拇、食指以无菌干棉球捏住针身下端，露出针尖，刺手拇指和食指持针柄，将针尖对准穴位，当刺手指力下压时，押手拇指同时用力，两手协同将针刺入皮肤，然后刺手捻转，押手继续下压，将针刺入所要求的深度。此法适用于3寸以上的长针针刺肌肉丰厚处穴位的情况。

提捏进针法：押手拇指和食指将针刺部位的皮肤提起，刺手持针从提起的皮肤上端刺入。此法适用于皮肉浅薄的部位，特别是面部腧穴的进针。

舒张进针法：以押手拇、食二指，或食、中二指平放于针刺部位的皮肤上，分开两指将皮肤撑开绷紧，刺手持针刺入。此法适用于皮肤松弛有皱纹的部位，如腹部的穴位进针。

(2)单手进针法：是指押手拇、食二指夹持针柄，中指指端靠近穴位，指腹抵住针尖及针身下端，当拇、食指向下用力时，中指随之屈曲，紧靠夹持针体，将针刺入的进针方法。此法多用于短针，并可与指切、提捏、舒张进针法配合使用。

临床上应根据腧穴所在部位的解剖特点、针刺深浅和手法要求，灵活选用以上各种进针手法，使进针顺利并减轻患者的疼痛。

3. 针刺的角度和深度

针刺操作中，正确掌握针刺方向和角度、深度，是增强针感、提高疗效、防止意外发生的重要环节，取穴的正确性不仅是指体表的位置，还必须与正确的针刺角度、方向结合起来才能充分达到治疗效果。

(1)针刺的角度：是指进针时与皮肤形成的夹角，其角度大小主要是根

据针刺腧穴部位和治疗目的而决定的,一般分为直刺、斜刺和平刺3种。

直刺:针身与皮肤呈90°垂直刺入,适用于全身大多数腧穴及肌肉丰厚部位,如四肢及腹部穴位多用直刺。

斜刺:针身与皮肤约呈45°倾斜刺入,适用于骨骼边缘的腧穴或内有重要脏器不宜深刺的部位。

平刺:又称横刺、沿皮刺,针身与皮肤表面约呈15°沿皮刺入,适用于皮肉浅薄处。

(2)针刺的深度:是指针身刺入皮肉的深度。一般以既有针感又不伤及重要脏器为原则。在实际运用中,必须根据腧穴部位,患者的病情、年龄、体质,经脉循行的深浅,以及时令等情况而定。

腧穴部位:凡在头面及胸背部腧穴者宜浅刺,四肢、臀、腹部腧穴可适当深刺。

患者病情:一般来说,阳证、表证、新病宜浅刺;阴证、里证、久病宜深刺。

患者年龄:老年人气血衰退,均不宜深刺;年轻力壮、气血旺盛的人可以深刺。

患者体质:人的体质和形体有肥瘦强弱之分,形瘦体弱者宜相应浅刺;形盛体强者可适当深刺。

经脉循行深浅:循行于肘臂、腿膝部的经脉较深,所以可深刺;循行于手指、足趾部的经脉较浅,故宜浅刺。另外,可根据经脉的阴阳属性进行针刺,如《灵枢》:"刺阴者,深而留之,刺阳者,浅而疾之。"

时令:由于人体与时令息息相关,针刺必须因时而异,临床上,一般按照春夏宜浅、秋冬宜深的原则进行针刺深度的选择。

4. 行针手法

行针手法即进针后为了取得针感或进行补泻而施行的各种手法,分为基本手法和辅助手法。

(1)基本手法

提插法:针尖进入一定深度后将针从浅层插向深层,再由深层提到浅层称为提插法。提插的幅度、频率需视病情和腧穴而定。一般来说,提插幅度大,频率快,刺激量就大;提插幅度小,频率慢,刺激量就小。

捻转法:针刺进入一定深度后,用拇、食指一前一后来回捻动针柄,称为捻转法。捻转的幅度在180°~360°,并且注意不能单向捻转,以免肌纤维缠绕针身,增加患者局部疼痛或造成出针困难。一般来说,捻转的角度大,频率快,刺激量就大;捻转的角度小,频率慢,刺激量就小。

(2)辅助手法

循法:针刺后如无针感,用手沿经络在穴位上下轻轻循按。循法多用于气至迟缓的虚证,是一种催气手法。

弹法:是在针刺后的留针过程中,用手轻弹针柄,使针体微微振动,以加强针感的手法。

刮法:针刺达到一定深度后,用指甲刮动针柄,称为刮法。如以右手拇指抵住针柄顶端,同时以食指或中指指甲从针柄下端向上刮动,称"单手刮法"。刮法可以加强针感的扩散,用于催气、行气。

摇法:针刺达一定深度后,以手持针柄将针摇动。用这种方法行气,可使感应在一定的方向上传导。

搓法:是将针刺入一定深度后,右手持针柄作单向捻转的方法。用此法可催气、行气、补泻。

飞法:先以拇、食指以较大幅度捻转数次(一般3次左右),然后放手,拇、食指张开,如飞鸟展翅之状,一捻一放,反复操作,用于催气、行气。

震颤法:以右手持针柄,作小幅度快速提插,使针身发生轻微震颤,提插时一般针刺深度不变。

以上行针的基本手法和辅助手法,临床上既可单独使用也可结合使用,可根据不同情况选择。如刮法、弹法可用于一些不适宜做大幅度捻转操作的腧穴;飞法均可以用于肌肉丰厚处的腧穴;摇法、震颤法可用于位置较浅的腧穴。

通过各种行针手法的运用,可促使针后得气或加强针刺感应,以起到疏通经络、调和气血、防治疾病的作用。

5. 毫针补泻手法

施行一定的针刺手法,可以达到补虚泻实的目的。针刺补泻是通过针刺腧穴,运用一定的手法激发经气以鼓舞正气、疏泄病邪而防治疾病的方法。所谓针刺补泻,是针对患者不同的机能状态和疾病性质而言的:针刺补法可鼓舞人体正气,使低下的机能恢复旺盛;针刺泻法可疏泄病邪,使亢进的机能恢复正常。毫针补泻手法是实现针刺补泻最主要的手段和方法,可分为单式补泻手法和复式补泻手法。

(1)单式补泻手法

捻转补泻:针下得气后,拇指向前用力重、向后用力轻者为补法;拇指向后用力重、向前用力轻者为泻法。

提插补泻:针下得气后,先浅后深,重插轻提,以下插用力为主者为补法;先深后浅,轻插重提,以上提用力为主者为泻法。

徐疾补泻:进针时徐徐刺入,疾速出针者为补法;进针时疾速刺入,徐徐出针者为泻法。

迎随补泻:进针时针尖随着经脉循行去的方向刺入为补法;进针时针尖迎着经脉循行来的方向刺入为泻法。

呼吸补泻:患者呼气时进针,吸气时出针为补法;患者吸气时进针,呼气时出针为泻法。

开阖补泻:出针后迅速按闭针孔为补法;出针时摇大针孔而不按为泻法。

平补平泻:进针得气后均匀地提插、捻转即为平补平泻。

在上述单式补泻手法中,捻转补泻和提插补泻是基本的补泻手法。

(2)复式补泻手法

烧山火:将穴位的可刺深度分为浅、中、深三层(天、人、地三部),先浅后深,每层各做紧按慢提(或用捻转补法)九数,然后退回至浅层,称为一度。如此反复操作数度,再将针按至深层留针。在操作过程中,可配合呼吸补泻中的补法,出针时按压针孔。多用于治疗顽麻冷痹、虚寒性疾病等。

透天凉:针刺入后直插深层,按深、中、浅的顺序,在每一层中紧提慢按(或用捻转泻法)九数,称为一度。如此反复操作数度,将针提至浅层留针。在操作过程中,可配合呼吸补泻中的泻法,出针时摇大针孔而不按压。多用于治疗热痹、急性痈肿等实热性疾病。

(二)注意事项

除遵循针灸施术的注意事项外,运用毫针刺法时还应注意以下几个方面。

(1)在颈项部、胸背部针刺时,一定要了解局部解剖情况,掌握针刺方向,切忌乱刺、深刺。

(2)在神经干附近和神经分布表浅处(如内关、阳陵泉、督脉穴位),针刺手法应轻柔,不要强捻猛捣,在有放电感及强烈针感出现时应轻轻退针或变换方向,不宜再做强手法,以免损伤神经和脊髓。

(3)对体弱而针感不强或无针感者,可留针候气,不宜长时间多方向找针感,以防损伤神经、血管。

(4)术者对经络走向要清楚,以便在发生异常情况时及时起针,以防不良效应加剧而致不可逆的损害。

二、三棱针疗法

三棱针疗法是用特制的三棱形不锈钢针刺破穴位或浅表血络,放出少量血液以治疗疾病的一种方法。

(一)操作方法

1. 针具

现用三棱针多由不锈钢或紫铜制成。针长约 6 cm,针柄较粗,呈圆柱形,针身呈三棱形,三面有刃,针尖锋利。

2. 针刺方法

针刺方法分点刺法、挑刺法、散刺法、泻血法。根据病情及部位的需要,可选用不同的刺法。

(1)点刺法:手持三棱针,对准所要放血的部位或络脉,迅速刺入 0.05～0.10 寸,随后迅速退出,以出血为度。出针后不要按闭针孔,让血液流出,并可轻轻挤压穴位,以助排血。随后,以无菌干棉球按压针孔止血。多用于四肢末端穴位,如十宣、十二井穴或头面部的太阳、印堂、攒竹、上星等穴。

(2)挑刺法:用三棱针迅速刺入皮肤 1～2 mm,使针身倾斜挑破皮肤,挤出少量血液或黏液,或者刺入皮肤约 5 mm,使针身倾斜,针尖轻轻提起,挑断皮下白色纤维组织。多用于颈椎综合征、肩周炎、失眠等。

(3)散刺法:用三棱针在病变局部的周围进行点刺,根据病变部位大小,可刺 10～20 针,针刺深浅须依据局部肌肉厚薄、血管深浅而定。可由病变外围向中心环形点刺,达到祛瘀生新、舒筋活络的目的。多用于局部瘀血、血肿、水肿、顽癣等。

(4)泻血法:以橡皮管结扎于针刺部位近心端,令局部静脉充盈,左手拇指按压于被刺部位,局部消毒后,右手持三棱针对准被刺部位的静脉,迅速刺入 0.05～0.10 寸即将针迅速退出,使血液流出,亦可轻轻挤压静脉近心

端,以助瘀血排出。多用于肘窝、腘窝的穴位及其附近的浅表静脉。

3.强度与疗程

三棱针疗法的强度与点刺的深浅、范围及出血的多少有关。病情轻、体质差的患者,宜采用浅刺、少刺的轻刺激;病情重、体质好的患者,应采用深刺、多刺的强刺激。疗程也要视出血多少和病情轻重而定。一般浅刺微出血,可每日1次或2次;如深刺多出血,每周可放血2~3次,也可每隔1~2周放血1次。

(二)适用范围

三棱针疗法具有活血通络、开窍清热、调和气血、消肿止痛的作用。临床上适用范围广泛,多用于实证、热证、瘀血、疼痛等,如妇科肿瘤、月经不调、闭经、痛经、乳房肿痛、胞衣不下、回乳等。

(三)注意事项

除遵循针灸施术的注意事项外,运用三棱针疗法还应注意以下几个方面。

(1)局部皮肤和针具要严格消毒,以免感染。

(2)熟悉解剖部位,切勿刺伤深部大动脉。

(3)一般下肢静脉曲张者,应选取边缘较小的静脉,注意控制出血。对于重度下肢静脉曲张者,不宜使用。

(4)点刺、散刺时,针刺宜浅,手法宜轻快,出血不宜过多。

(5)施术中要密切观察患者反应,以便及时处理。如出现血肿,可用手指挤压出血或用火罐拔出,若仍不消退,可用热敷以促其吸收。如误伤动脉出血,应用棉球按压止血或配合其他止血方法。

(6)虚证、产后及有自发出血倾向或损伤后出血不止的患者不宜使用。

三、皮肤针疗法

皮肤针疗法是指运用皮肤针叩刺人体一定部位或穴位,激发经络功能,调整脏腑气血,以达到防治疾病目的的一种疗法。

皮肤针是以多支短针组成、用来叩刺人体一定部位或穴位的一种针具。皮肤针又有梅花针、七星针、罗汉针之分,其中,梅花针是针灸学中多针浅刺的一种疗法,有2 000余年的历史。我国现存最早的医书《内经》里记载有

"毛刺""扬刺""半刺"等刺法,后人就是根据这些记载而创制发展了现在的梅花针。梅花针治病,是以经络学说为指导,从整体观念出发,辨证论治,根据病情采取不同手法,叩打一定皮肤部位进行治疗的。《景岳全书》指出"病之于内,形之于外",即当内脏病变时,常在体表的一定部位出现阳性反应和阳性物。这些阳性反应和阳性物便是梅花针疗法检查、诊断疾病的重要依据,也是治疗时重点刺激的部位。

(一)操作方法

本疗法针法的基本手法是"弹刺法",关键在于操作者腕部的功力。

1. 刺激强度

根据刺激强度,分为轻、中、重3种。轻刺则为补法,重刺则为泻法,介于两者之间的中等强度刺激则为平补平泻。对于感觉迟钝或麻木的患者,应根据病证,采用适当的刺激强度,达到治疗目的。

(1)轻度刺激:叩打时使用腕力较轻,冲力也小。患者稍有疼痛感,皮肤局部略有潮红。具有补的性质。

(2)中度刺激:叩打时腕力稍大,冲力亦较大,介于轻、重刺激强度之间。患者有轻度痛感,局部皮肤有潮红、丘疹,但不出血。具有平补平泻的性质。

(3)重度刺激:叩打时腕力较重,冲力大。患者有较明显痛感,但能忍受,叩打到局部皮肤明显发红,并可有轻微出血。属于泻的手法。操作频率每日或隔日1次,10次为1个疗程,疗程间隔3~5日。

2. 叩刺部位

根据叩刺部位的不同分为循经叩刺法、局部叩刺法和穴位叩刺法。

(1)循经叩刺法:指沿着经络循行路线进行叩刺的一种方法。最常叩刺的部位是任脉、督脉和膀胱经。

任脉叩刺线:任脉叩刺线由曲骨穴至天突穴。沿任脉由曲骨穴上行叩刺至天突穴为补;从天突穴下行叩刺至曲骨穴为泻;上行和下行交替叩刺,即为平补平泻。主治:任脉为阴经脉气汇聚之处,主治阴经脉络疾病,以足厥阴肝经、足少阴肾经疾病为主,如白带过多、月经不调、不孕症、痛经、崩漏下血、阴中痛、乳痈等病证。

督脉叩刺线:督脉叩刺线由长强穴至大椎穴。沿督脉从长强穴上行叩刺至大椎穴为补;从大椎穴下行叩刺至长强穴为泻;上行和下行交替叩刺,则为平补平泻。主治：不孕症、闭经、痛经、赤白带下、妇人阴中痛、前阴痛等。

膀胱经叩刺线：膀胱经叩刺线上起下位颈椎，下至骶尾椎部。沿膀胱经循行路线叩刺，叩刺线与后正中线的距离分别为1.5寸和3.0寸，每针相距0.5~1.0 cm。必要时也可以在两行中间再叩刺一行。一般可循经叩刺8~16次。主治：月经不调、痛经、闭经、赤白带下、难产、胎位不正、恶露不尽、产后缺乳、不孕症、妇人腹中包块、妇人阴中痛、阴肿、阴痒等。

(2) 局部叩刺法：即在病变局部叩刺或在病变局部由外围向中心围刺或散刺。在脊柱两侧及体表其他部位检查，发现阳性物（条索状物、结节状物、海绵状物）及阳性反应区（酸、痛、麻、木）时，在治疗中须重点叩刺。

对阳性物的叩刺：叩刺阳性物时，首先要摸清楚阳性物的形状、大小、软硬、深浅、分布范围以及其起止和走向，并用手指按压有无疼痛反应、基底部与周围组织有无粘连等，然后在阳性物表面皮区及周围采用较重手法密刺。为了刺准阳性物，术者可以用左手拇指和食指将阳性物固定，然后进行叩刺。对条索状物要注意加强起止端的叩刺。

对阳性反应区的叩刺：阳性反应区是指酸、痛、麻、木的区域。治疗时对此皮区应采取密刺，手法较一般部位要重些。

对疼痛或酸痛区的叩刺：必须细心找到最痛的反应点，在痛点皮区做重点叩刺，并加用辅助手法，即以左手食指或拇指尖不时揉按痛点，并向四周疏散揉按。

对麻木区的叩刺：除对皮肤感觉迟钝或消失的阳性区进行密刺外，还要在麻木区的周围健康皮肤处做疏通性叩刺。即梅花针先叩刺正常皮肤区，然后逐渐向麻木阳性反应区呈向心性叩刺。这种由健康皮肤的四周向麻木阳性反应区叩刺的方法，称为疏通诱导法。对一些病证的患部（如皮炎、湿疹、脱发区等），也要由四周向中心部叩刺。

(3) 穴位叩刺法：是在选择好的穴位表面皮区进行的叩刺。临床较常用的有各种特定穴、夹脊穴、阿是穴等。每个穴位叩刺范围要根据个体差异、人体的高矮肥瘦及穴位所在的部位而定。一般以穴位表面0.5~2.0 cm为直径做圆形均匀密刺，每个穴位开始刺20次左右，随后可增至40~50次。

(二) 适用范围

皮肤针疗法具有通经活络、消肿止痛、祛风除湿、开窍泄热、调和气血等作用,广泛应用于临床各科,以功能失调性疾病疗效更佳,对器质性病变也有一定疗效,如痛经、月经不调、崩漏、带下病、滞产、恶阻、胞衣不下、脏躁等。

(三)注意事项

除遵循针灸施术的注意事项外,运用皮肤针疗法还应注意以下几个方面。

(1)认真检查针具,当发现针尖有钩毛或缺损、针锋参差不齐时,须及时修理。

(2)针具及针刺局部皮肤(包括穴位)均应消毒。重刺后,局部皮肤须用酒精棉球消毒清洁,以防感染。

(3)局部皮肤有创伤及溃疡者,不宜使用本法。

(4)凝血功能障碍、急重症、传染性疾病患者不宜用此法。

(5)叩刺时要保持针尖的平正,避免针尖斜向刺入和向后拖拉起针,以减轻疼痛。

四、皮内针疗法

皮内针疗法是以特制的小型针具固定于腧穴部的皮内或皮下,进行较长时间埋藏的一种方法,具体来说,它是将针具刺入皮内,固定后留置一定时间,利用其持续刺激作用来治疗疾病的一种方法。临床需作较长时间留针的病证,可采用本法。

皮内针又称"埋针",通常用 30 号或 32 号不锈钢丝制成图钉形和麦粒形的两种针具。

(一)操作方法

1. 埋针方法

(1)图钉形皮内针埋针法:图钉形皮内针也称揿针,用于耳穴和体穴埋藏。在局部常规消毒后,用镊子夹持针柄,对准穴位,垂直刺入,使环状针柄平整地留在皮肤上,用胶布固定。

(2)麦粒形皮内针埋针法:可应用于身体大部分穴位。用消毒镊子夹持针柄,对准已消毒的穴位,沿皮下刺入 0.5~1.0 cm,针柄留于皮外,用胶布固定。

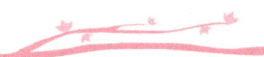

2. 埋针时间

一般以2~3天为宜。秋季埋针时间可适当延长,夏季可适当缩短。两次埋针间隔时间:同一穴位起针后1周可再次埋针,不同穴位可以连续进行。若为疼痛性疾病,埋针时间以疼痛缓解为度,不一定持续数日。

(二)适用范围

本法常用于慢性顽固性疾病,以及反复发作的疼痛性疾病,如月经不调、痛经等妇科疾病。

(三)注意事项

除遵循针灸施术的注意事项外,运用皮内针疗法还应注意以下几个方面。

(1)关节、胸腹、颜面及体表大血管部位均不宜埋针。

(2)埋针部位持续疼痛时,应调整埋针深度和方向。调整后仍感疼痛,应予出针。

(3)埋针期间,针处不可着水,以防感染。若局部感染,应立即出针,并做相应处理。

(4)对金属过敏者禁止埋针。

五、头针疗法

头针疗法又称头皮针疗法,是指在头部进行针刺以治疗疾病的方法。可根据传统的脏腑经络理论选取相应的头部穴位,或者根据大脑皮质的功能定位在头皮的投影中选取相应的头穴线进行治疗。

头针疗法是在传统针灸理论基础上发展而来的。《素问·脉要精微论》指出:"头者,精明之府。"头为诸阳之会,手足六阳经皆上循于头面,所有阴经经别和阳经相合后亦上达于头面。头针治疗疾病的记载始于《内经》,后世《针灸甲乙经》《针灸大成》等文献记载头部腧穴治疗全身疾病的内容则更加丰富。随着医学理论的发展和临床实践的积累,头针的穴线定位、适用范围和刺激方法渐成体系,头针已成为世界上针灸临床常用的治疗方法之一。

(一)操作方法

1. 暴露治疗部位

在针刺前,暴露头皮,分开局部头发。既便于取穴,也可防止针尖刺入发囊引起疼痛,同时应避开局部感染及瘢痕部位。头部有毛发,故必须严格消毒,以防感染。

2. 头针进针法

(1)指切进针法:一手拇指的指甲掐切头穴,一手持针,针尖紧靠指甲边缘,迅速刺入皮下。

(2)捻转进针法:一手持针,稍微用力,缓慢捻转进针,捻转角度在45°以内,拇指向顺时针和逆时针均匀捻转,边捻转边进针。

(3)快速进针法:用一手拇、食指尖捏住针体下端,距针尖约2 cm处,将针尖对准进针点,手指尖距头皮5~10 cm,手腕背屈后突然向腹侧屈曲,使针尖冲进头皮下或肌层。

(4)单手快速推进针体:飞针刺入后,一手拇、食指尖捏住针柄下半部,中指紧贴针体末端,沿头针刺激区(治疗线)方向,将针体推进至帽状腱膜下层。

(5)双手快速推进针体:飞针刺入后,一手拇、食指尖捏住针柄下半部,中指紧贴针体,另一手拇、食指尖轻轻捏住针体近皮处,以免针体弯曲,然后将针体推进至帽状腱膜下层。

进针须避开毛囊,以免疼痛,避免触及血管、骨膜。毫针推进时术者手下如有抵抗感或患者感觉疼痛时,应停止进针,将针往后退,然后改变角度再进针。对头皮坚韧者,推进针体时可稍做捻转,以助推进。

3. 针刺的角度和深度

(1)针刺的角度:针体与皮肤宜呈15°~30°,即沿皮刺的方法。如此针体在帽状腱膜下层,易于操作,患者痛感轻,临床易获疗效。

(2)针刺的深度:宜根据患者具体情况和处方要求决定,一般以针体平卧进针1寸左右为宜。婴幼儿宜浅刺。

4. 针刺的方向

(1)根据治疗需要选择:临床治疗中,以百会穴前为阴,百会穴后为阳。凡病变部位在阴(内脏、胸腹、肢体前面、头面部)者,针刺由后向前;病变部位在阳(躯干、腰背、肢体背部、枕、项部)者,针刺由前向后。

(2)根据经脉循行选择:某些头针治疗线在经脉循行线上,如额中线、顶中线、枕上正中线等与督脉重合。根据经脉循行走向,决定针刺方向,达到扶正祛邪的目的。

（3）根据操作便宜度选择：对于颞、枕部的头穴，一般均采取由上而下的针刺方向，以便操作，同时可避免局部疼痛。

5. 行针手法

与其他部位针刺手法相类似，包括捻转补泻、提插补泻、徐疾补泻、迎随补泻、震颤法、弹拨法等。若是多针同时刺激某一头穴或头针治疗线，可使用对刺法、交叉刺法、齐刺法等。另外还可在针刺部位加电针治疗仪增强刺激。由于头皮血管丰富，容易出血，故出针时必须用干棉球按压针孔1~2分钟。头针刺激线上除用毫针刺激外，尚可配合电针、艾灸、按压等方法进行施治。

留针时间要因人、因时、因病情而定。体弱者留针时间较短，体壮者可适当延长留针时间。夏季不宜久留针，冬季气候寒冷，适宜久留针。病情重、症状顽固者应久留针，病情轻、症状经治疗已消失者可以不留针或少留针。

(二）适用范围

头针疗法临床适应证较广泛，如女性功能性月经不调、痛经、经前期头痛、绝经前后诸证、失眠、脏躁等。

(三）注意事项

除遵循针灸施术的注意事项外，运用头针法还应注意以下几个方面。

（1）由于头针的刺激较强，刺激时间较长，医者必须注意观察患者表情，以防晕针。

（2）婴儿由于颅骨缝骨化不完全，不宜采用头针治疗。中风患者，急性期如因脑出血引起昏迷、血压过高时，暂不宜用头针治疗，须待血压和病情稳定后方可做头针治疗。如因脑血栓形成引起偏瘫者，宜及早采用头针治疗。

（3）额部头穴痛感较强，进针时须嘱患者憋气（屏息），深吸一口气，暂停呼吸，进针则无痛感。

（4）留针期间应嘱患者及家属注意安全，不要碰触留置在头皮下的毫针，以免折针、弯针。对在颞部或枕部妨碍咀嚼、睡眠的针，可提前取出。

六、电针疗法

电针疗法是指在刺入人体穴位的毫针上,用电针机通以微量低频脉冲电流,利用针和电两种刺激相结合的方式,以防治疾病的一种方法。电针仪的种类很多,主要有交直流可调电针机、脉动感应电针机、音频振荡电针机、晶体管电针机等。

(一)操作方法

1. 电针方法

在使用电针机前,必须先把强度调节旋钮调至零位无输出,再将电针机上每对输出的两个电极分别连接在两根毫针上。一般将同一对输出电极连接在身体的同侧,在胸、背部的穴位上使用电针时,不可将两个电极跨接在身体两侧,更不应让电流从心脏部位穿过。打开电源开关后,选好波型和频率,调节电流强度,使电流强度从无到有,由小到大。切忌由大到小,或忽有忽无,忽小忽大。电流强度的大小因人而异,一般以患者感到舒适为度。临床治疗,一般持续通电15分钟左右,治疗期间可根据患者情况适当调节电刺激强度,使患者出现酸、胀、热等感觉或局部肌肉作节律性的收缩。

电针治疗一般选取2个以上的腧穴进行治疗,若病情只需单穴使用电针时,可选取有主要神经干通过的穴位(如下肢的环跳穴等),将针刺入后,接在电针机的一个电极上,另一极则接在用水浸湿的纱布上,作为无关电极,固定在同侧经络的皮肤上。如果在互相邻近的一对穴位上进行电针治疗时,两根毫针之间要以干棉球相隔,以免短路,影响疗效,损坏机器。

治疗结束后,应先将电流量降至零值,关闭电源,然后从针柄上除去电极夹,并将刺入组织的毫针拔出。术终还要注意清点针数,检查针刺部位,以免发生遗针或继发出血。

2. 电流刺激强度

当电流达到一定强度时,患者有麻、刺感觉,这时的电流强度称为感觉阈;如电流强度再稍增加,患者会突然产生刺痛感,这时的电流强度称为痛阈。感觉阈和痛阈因人而异,在不同病理状态下其差异也较大。一般情况下,在感觉阈和痛阈之间的电流强度,是最适宜的刺激强度,但此范围较小,需仔细调节。超过痛阈的电流强度,患者不易接受,应以患者能接受的强度为宜。当患者对电流刺激量产生耐受时,需及时调整电流刺激量。

3. 刺激参数

电针刺激参数包括波形、波幅、波宽、频率和持续时间等,综合体现为刺激量。电针的刺激量就像针刺手法和药物剂量一样,对临床疗效有着重要影响。

(1)波形:临床常用的电针输出波形为连续波、疏密波和断续波等。

连续波:连续波由基本脉冲波简单重复,中间没有停顿,频率连续可调,每分钟数十次至每秒数百次,一般频率低于30赫兹(Hz)的连续波叫疏波,频率高于30 Hz的连续波叫密波,可用频率旋钮选择疏波或密波。密波易抑制感觉神经和运动神经,常用于止痛、镇静、缓解肌肉和血管痉挛等;疏波短时间使用可兴奋肌肉,提高肌肉韧带的张力,调节血管的舒缩功能,改善血液循环,促进神经肌肉功能的恢复,长时间使用则抑制感觉神经和运动神经。

疏密波:疏密波是疏波、密波交替出现的一种波形,疏、密波交替持续的时间各约1.5秒。疏密波能克服单一波形易产生耐受现象的缺点,刺激作用较大,治疗时兴奋效应占优势,能引起肌肉有节奏的收缩,刺激各类镇痛介质的释放,促进血液循环和淋巴循环,增强组织的营养代谢,消除炎性水肿等。

断续波:断续波是节律性时断时续的一种波形。断时,在1.5秒时间内无脉冲电输出;续时,密波连续工作1.5秒。该波形不易使机体产生耐受,对神经肌肉的兴奋作用较疏密波和连续波更强,对横纹肌有良好的刺激收缩作用。

(2)波幅:波幅一般是指脉冲电压或电流的最大值与最小值之差,也指它们从一种状态变化到另一种状态的跳变幅度值。电针的刺激强度,主要取决于波幅的高低。波幅的计量单位是伏特(V)。

(3)波宽:波宽指脉冲的持续时间,波宽与刺激强度亦相关,宽度越大意味着给患者的刺激量越大。临床使用的电针仪波宽大都固定不可调节,一般采用适合人体的输出脉冲宽度,为0.4毫秒左右。

(4)频率:频率是指每秒内出现的脉冲个数,其单位是赫兹(Hz)。通过频率的调节可组合成不同的刺激波组。脉冲的频率不同,其治疗作用也不同,临床使用时应根据不同病情来选用。不同频率的电刺激能促进不同中枢神经递质的释放。2 Hz 电刺激可使脑脊液中脑啡肽和内啡肽的含量增高;100 Hz 电刺激可使强啡肽含量增高;2/100 Hz 交替进行的疏密波可使内啡肽和强啡肽同时释放,二者协同发挥镇痛作用。

(二)适用范围

电针疗法有止痛、镇静、改善血液循环、调整肌张力等作用,适用范围基本和毫针刺法相同。临床常用于治疗月经病、带下病、妊娠病、产后病、乳房疾病和妇科杂病等。

(三)注意事项

除遵循针灸施术的注意事项外,运用电针法还应注意以下几个方面。

(1)每次治疗前,检查电针机输出是否正常。治疗后,须将输出调节电钮等全部退至零位,随后关闭电源,撤去导线。

(2)电针感应强,通电后会产生肌收缩,须事先告诉患者,使其思想上有所准备,配合治疗。

(3)对有严重心脏病的患者,治疗时应严加注意,避免电流回路经过心脏;不宜在延髓、心前区附近的穴位施用电针,以免诱发癫痫和引起心搏、呼吸骤停。

(4)曾作为温针使用过的毫针针柄表面往往氧化而导电不良;有的毫针针柄由铝丝绕制,并经氧化处理成金黄色,导电性能也不好。这类毫针最好不用,如使用时须将输出电极夹在针身上。

(5)治疗时,如遇到输出电流时断时续,往往是电针机发生故障或导线断损,应修理后再用。

(6)毫针多次使用后易缺损,在消毒前应加以检查,以防断针。

七、耳针疗法

耳针疗法,是以毫针、皮内针、艾灸等器具,通过对耳郭穴位的刺激以防治疾病的一种方法。其治疗范围较广,操作方便,且对疾病的诊断也有一定的参考意义。

(一)操作方法

1. 毫针法

毫针法即用毫针针刺耳穴治疗疾病的一种常用疗法,一般采用 0.5 寸、

1.0寸的28~30号毫针。先探测耳穴敏感点,经过消毒,然后快速刺入耳穴。大多数耳穴垂直进针,以刺入软骨为度,个别穴位水平进针,如交感、耳迷根等。留针15~60分钟,一般慢性病、疼痛性疾病留针时间可延长。起针时以消毒干棉球压紧针眼,以免出血,再以碘酒消毒,以防感染。

2. 电针法

电针法即将传统的毫针法与脉冲电流刺激相结合的一种疗法。先将毫针分别刺入选定的耳穴,然后将电针仪的输出正负极接于毫针针柄上,在全部旋钮都在零的位置时,启动电源开关,选好频率与波型,进一步调高输出电流强度至所需的刺激量。通电时间以10~20分钟为宜。治疗完毕将电位器拨回零位,再关闭电源,除去电夹极电线,然后起针。

3. 水针法

水针法即将微量药液注入耳穴,通过注射针对穴位的作用以及注入药物的药理作用的共同刺激,以治疗疾病的一种方法。又称耳穴封闭法。以结核菌素注射器配26号针头,吸取药液,分别注入耳穴的皮内或皮下,将针芯回抽,如无回血,则缓慢推注药液,每穴0.1~0.5 mL,耳郭可产生痛、胀、红、热等反应。隔日1次,10次为1个疗程。

4. 梅花针法

梅花针法即用梅花针叩刺耳穴治病的一种疗法。先自行按摩双耳数分钟,使之呈轻度充血状态,再用左手托住耳郭,右手持消毒的梅花针在选定的耳穴区做快速雀啄样叩刺,刺激强度由轻到重。叩打后,耳郭充血发热或有少量渗血。每日1~2次,10次为1个疗程。

5. 埋针法

埋针法即将皮内针埋于耳穴内治疗疾病的一种方法。皮内针有颗粒式和揿钉式两种,耳穴埋针应选用揿钉式。用左手固定耳郭,右手用镊子夹住消毒的皮内针针柄,轻轻刺入所选定的穴位皮内,一般刺入针体的2/3,刺入后再用胶布固定。或者直接将已消毒的图钉形皮内针柄贴在预先剪好的小块胶布中央,再按揿于耳穴内。一般埋患耳即可,每日自行按压3次,留针3~5天,10次为1个疗程。

6. 刺血法

即用三棱针在耳穴上点刺出血治疗疾病的一种方法。先按摩耳郭,使其充血,常规消毒穴位皮肤,左手固定耳郭,右手持消毒三棱针,对准耳穴,迅速刺入约 2 mm,放 5~10 滴血,隔日 1 次,急性病可 1 日施针 2 次。

7. 激光针法

即以小功率的气体激光器刺激耳穴,以获取治疗作用。本法无损害、无痛感,对儿童尤为适宜。激光器接通电源后,调节电压,待红色激光光束稳定输出,达到该机最佳工作范围时,即可照射耳穴。如电压不稳定,激光光束有闪烁现象,应随时调整,以免影响疗效。每天或隔天照射 1 次,每次照射 2~3 分钟,10 次为 1 个疗程,疗程间隔 1 周。

(二) 适用范围

耳针疗法有止痛、镇静、调节内分泌等广泛作用。临床上常用于治疗痛经、月经不调、闭经、崩漏、绝经前后诸证,通过耳穴刺激可对急性或慢性妇科疾病起到治疗或辅助治疗作用。

(三) 注意事项

除遵循针灸施术的注意事项外,运用耳针法还应注意以下几个方面。

(1) 针刺后如果针孔发红、肿胀,应及时涂碘伏消毒,防止化脓性软骨膜炎的发生。

(2) 湿热天气,耳穴压丸、埋针留置时间不宜过长,耳穴压丸宜 3~5 日,耳穴埋针宜 1~3 日。对普通胶布过敏者宜改用脱敏胶布。

(3) 耳穴刺血施术时,医者应避免接触患者血液。

(4) 对扭伤和运动障碍的患者,进针后嘱其适当活动患部,有助于提高疗效。

附:腹针疗法

腹针疗法是运用中医的理、法、方、穴,通过在腹部进行针刺,调节脏腑、经络以治疗全身疾病的一种新的针灸方法。具有简便、易行、安全、适应证广等优点。

(一) 操作方法

腹针疗法的操作规范贯穿于治疗的全过程,在临床治疗时与传统的治疗方法不同,必须按照腹针疗法的要求进行操作。

1. 治疗前的检查准备

(1) 询问病史、现病史,并做好记录。

(2) 详细的检查结合病史明确诊断的同时,观察平卧体位时患者的阳性体征。

(3) 根据检查的结果给患者确定治疗处方。

(4) 根据患者的体型选择针具。

(5) 在腹针病历上用不同的颜色对穴位的进针深度进行标记。①红笔标记的穴位表示深刺或中刺,蓝笔标记的穴位表示浅刺;②同一种颜色的笔进行标记时,用 D 表示深刺、M 表示中刺、S 表示浅刺。

2. 治疗时的体位

(1) 腹针治疗时,患者采取平卧体位,四肢放松,下肢可伸直或半屈曲。在治疗的过程中,患者可根据舒适程度对体位进行适当地调整。

(2) 术者应根据自己的习惯决定操作的方位,左利手站在患者的左侧,右利手站在患者的右侧。

(3) 根据处方的需要对每个穴位进行度量并在腹部标记,然后根据处方的要求,依序进行针刺并对穴位针刺的深浅进行调整。

(4) 进行平卧体位的治疗前后对照,根据对照的结果决定是否对处方或穴位针刺的深浅进行调整。

3. 针刺的手法

(1) 针尖抵达预计的深度时,一般采用只捻转不提插,或者轻捻转慢提插的方法,使腹腔内的大网膜有足够的时间游离,避开针体,以免刺伤内脏。

(2) 施术时一般采用三部法,即候气、行气、催气手法。候气即为进针后停留 3~5 分钟,行气为候气后再捻转使局部产生针感,催气即再隔 5 分钟行针加强针感使之向四周或远处扩散。

(3) 治疗过程中,根据环境温度为患者腹部保暖。

4. 针具的选择

为避免针刺意外的发生,便于控制进针的深度,腹针治疗通常给每一个患者使用统一长度的针具进行。一般而言,较高大或矮胖体型的人,腹壁的脂肪层较厚,太短的针有时达不到施治的深度,一般选用长度为 60 mm 的针具治疗。而中度肥胖及普通体型的人,腹壁的脂肪层适中,一般采用长度为 50 mm 的针具治疗。消瘦体型的人,腹壁的脂肪很薄,较易刺穿腹壁层,一般采用更短一些的如长度为 40 mm 的针具治疗。这样,不仅在施术时针具得心应手,而且可以在进针时减少患者的痛苦,使进针的深度得到很好的控制。

5.进针的深度

腹壁层较厚,针刺时不仅疼痛程度较轻而且便于施术。由于腹壁的分层局部解剖结构各不相同,因此,影响的外周系统亦有明显的不同,往往同样的一组穴位可以依据进针的深浅不同而治疗不同疾病。

6.常用处方

(1)天地针:中脘、关元。腹针以神阙为中,中脘为天,关元为地。中脘是胃之募穴,胃与脾相表里,有水谷之海之称;关元是小肠的募穴,别名丹田,有培肾固本、补气回阳之功,故两穴合用具有补脾肾之功能。

(2)引气归原:中脘、下脘、气海、关元。方中中脘、下脘均位于胃脘,有理中焦、调升降的作用,且手太阴肺经起于中焦,故兼有主肺气升降的功能。

(3)腹四关:由左右滑肉门、外陵共4个穴位组成。滑肉门位于神阙之上,可治疗躯干上段及上肢的疾患,外陵位于神阙之下,可治疗下腹部及下肢的疾患。该4穴具有通调气血、疏理经气使之上输下达肢体末端的作用,是引脏腑之气向全身布散的妙穴,故称"腹四关"。临床用于治疗全身性疾病,与引气归原或天地针合用时,兼有通脐之妙。

(二)适用范围

腹针疗法治疗范围广,涉及病证多,尤其在治疗妇科疾病中有着独特优势;临床上常应用于妇科痛证(如原发性痛经、子宫内膜异位症、慢性盆腔炎)、生殖内分泌疾病(如多囊卵巢综合征、未破卵泡黄素化综合征)、子宫肌瘤、不孕症、盆底功能障碍(压力性尿失禁、产后尿潴留)等。

(三)注意事项

腹腔中脏器较多,故针刺时应摆好体位,注意避开大血管及脏器,对肝脾肿大、胃下垂及膀胱充盈者,尤应注意。

第二节 灸法

一、艾条灸

艾条灸是将艾条或药条点燃后,熏烤腧穴或患处,通过温和热力来刺激皮肤以防治疾病的一种方法。艾条灸可分为温和灸、雀啄灸和回旋灸。

(一)操作方法

1. 温和灸

施灸时将艾条的一端点燃,对准应灸的腧穴或患处,距皮肤2~3 cm,徐徐熏烤,使患者局部有温热感但无灼痛感为宜,一般每处灸5~7分钟,至皮肤出现红晕为度。对于昏厥、局部知觉迟钝以及儿童患者,医者可将食、中两指分张,置于施灸部位的两侧,这样就可以通过医者手指的感觉来测知患者局部的受热程度,从而随时调节施灸的距离,以免烫伤。

2. 雀啄灸

施灸时,对准施灸部位,艾条点燃的一端与施灸的皮肤并不固定在一定距离,而是像鸟雀啄食一样,上下运动施灸。

3. 回旋灸

将燃着的艾条保持与皮肤2~3 cm的距离,均匀地往复回旋熏灸。

(二)适用范围

艾条灸的温和灸、雀啄灸和回旋灸对一般应灸的病证均可采用,但温和灸多用于灸治慢性病,雀啄灸和回旋灸多用于灸治急性病。临床上常用于治疗痛经、月经不调、盆腔炎、阴挺等妇科疾病。

(三)注意事项

(1)温灸后半小时内不要用冷水洗手或洗澡。

(2)温灸后要喝较平常多量的温开水,有助器官排出体内毒素,绝对不可喝冷水或冰水。

(3)饭后1小时内不宜温灸。

(4)脉搏每分钟超过90次禁灸;过饥、过饱、酒醉禁灸;孕妇的腹部和腰骶部不宜灸。

二、艾炷灸

(一)隔姜灸

隔姜灸是在艾炷与皮肤之间隔一姜片进行施灸,以防病治病和保健的一种治疗方法。本疗法最早可见于明代杨继洲的《针灸大成》:"灸法用生姜,切片如钱厚,搭于舌上穴中,然后灸之。"本疗法至今仍广泛应用于临床。

1. 操作方法

将鲜生姜切成厚3~4 mm的姜片,用针刺许多小孔,以便热力传导,上置适当大小的艾炷,点燃施灸,一般灸到患者觉得热,局部皮肤红晕汗湿为度。如初灸1~2壮时感觉灼痛,可将姜片稍提起,然后重新放上。此灼痛非真热,是姜刺激之故,如疼痛难忍,可移动姜片,亦可在姜片下填纸再灸。

2. 适用范围

隔姜灸有温督通任、鼓舞正气、强壮真元、调节阴阳气血等作用,临床常用于治疗痛经、习惯性流产、卵巢早衰、产后身痛等。

3. 注意事项

(1)隔姜灸用的姜应选用新鲜的老姜,宜现切现用,不可用干姜或嫩姜。

(2)姜片的厚薄,宜根据部位和病证而定。一般而言,面部等较为敏感的部位,姜片可厚些;而急性或疼痛性病证,姜片可切得薄一些。

(3)在施灸过程中若不慎灼伤皮肤,致皮肤起透明发亮的水疱,须注意防止感染。

(二)隔蒜灸

隔蒜灸是在艾炷与皮肤之间衬隔蒜片或蒜饼进行施灸,以防治疾病的一种方法。本疗法古代流传甚广,最早记载见于晋代葛洪《肘后备急方》:"灸肿令消法,取独颗蒜横截厚一分,安肿头上,炷如梧桐子大,灸蒜上百壮,不觉消,数数灸,唯多为善,勿令大热,但觉痛即擎起蒜,蒜焦更换用新者,不用灸损皮肉。"本疗法至今仍广泛应用于临床。

1. 操作方法

将独头大蒜切成薄片,厚5 mm 左右,或者将其捣烂制成薄饼,放置于穴位或肿疡上(以未溃者为宜),艾置蒜上灸之,炷如黄豆大,每灸4~5壮换去蒜片,每穴1次,灸7壮。

取大蒜500 g,去皮捣成蒜泥,让患者俯卧,于其脊柱正中自大椎穴至腰俞穴铺敷蒜泥一层,约厚0.5 cm、宽6.0 cm,周围用棉皮纸围住,然后用中艾炷在大椎穴至腰俞穴点火施灸,不计其数,直到患者自觉口鼻中有蒜味时停灸。灸后,以温开水渗湿棉皮纸周围,移去蒜泥,因蒜泥和火热的刺激,脊部正中多起水疱,灸后应休息一段时间。本法又称为铺法或长蛇灸疗法。

2. 适用范围

隔蒜灸具有清热解毒、杀虫等作用,临床上可用于乳腺炎的治疗。

3. 注意事项

同"隔姜灸"。

(三)药饼灸

药饼灸为隔物(间接)灸疗法之一,是将药饼置于皮肤一定穴位,再在药饼上放置艾炷施灸,以防治疾病的一种方法。通过艾炷施灸和药物对皮肤乃至机体的刺激作用,促进全身的血液循环,提高机体抵抗疾病的能力。

1. 操作方法

根据治疗疾病范围和种类的不同,药饼灸疗法包括附子饼灸、豆豉饼灸、蒜饼灸、巴豆灸、葶苈饼灸、商陆饼灸及香附饼灸等方法,其中附子饼灸和豆豉饼灸临床最为常见。

(1)附子饼灸:取生附子为细末,过筛,除去杂质,以沸水或黄酒适量调制为饼,约厚0.5 cm,放于穴位,上置艾炷灸之。饼干更换,以内部温热、局部肌肤红润为度。日灸1次,以愈为度。

(2)豆豉饼灸:取淡豆豉为细末,过筛,量疮之大小,用适量药末和入黄酒做饼,软硬适中,约厚0.6 cm,放于疮孔周围,勿使皮破,上置艾炷灸之,每日灸1次,以愈为度。

2. 适用范围

隔附子饼灸具有温补肾阳等作用,多用于治疗命门火衰而致的宫寒不孕症。

3. 注意事项

(1) 药饼的配方及制作应据病证而定,强调辨证施治的原则。

(2) 药饼一般要求新鲜配制,现制现用;每只药饼只能使用1次。

三、麦粒灸

麦粒灸是将艾绒制成麦粒大小的艾炷,置于穴位或病变部位上,通过施灸以治疗疾病的一种方法。本疗法属于灸法中的直接灸,但非化脓性灸。

(一)操作方法

将艾绒制成麦粒大小的艾炷,在所灸的穴位和病变部位上涂以凡士林,使艾炷能黏附于皮肤上而不致掉落。点燃后,当艾炷烧近皮肤,患者有温热或轻微灼痛感时,将未燃尽的艾炷移去,再施第2壮;也可在穴位及病变部位周围轻轻拍打,以减轻灼痛感。因艾炷小,灼痛时间极短,约20秒,但应以不烫伤皮肤和产生水疱为准,故患者易于接受,一般可灸3~7壮,灸后不用膏药敷贴。

(二)适用范围

麦粒灸临床主要适用于虚、寒、痰、瘀等证,如风湿性关节炎、类风湿性关节炎、颈肩腰腿痛、落枕、肩周炎、失眠、痿病、头痛、痛经、月经不调、胃下垂等疾病。

(三)注意事项

除遵循针灸施术的注意事项外,还应注意以下几个方面。

(1) 颜面五官、阴部和有大血管处不宜使用本法。

(2) 孕妇的腹部和腰骶部不宜使用本法。

(3) 防止皮肤灼伤、起疱和化脓感染。

附:耳灸法

耳灸法即以温热刺激耳郭治病的一种方法。

绒香灸:用点燃的绒香对准耳穴悬灸,取2~3穴,患者以感到温热疼痛为度,每穴灸治2~3分钟,每次灸10~15分钟,隔日1次,双耳皆灸,10次为1个疗程。

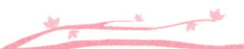

灯草灸:将一段蘸油的灯心草竖置在患者耳穴上,点燃灯草,在燃尽时会发出轻微的爆声。

火柴灸:可用划燃的火柴头对准所选耳穴,迅速按灸一下,1~2秒,每次取1~2穴,双耳交替灸之。

艾温灸:如温灸全耳,可用艾条悬灸,待耳朵充血、灼热即可。急性病每天1次,慢性病隔天1次。

第三节 推拿疗法

推拿,是指运用医者的手或肢体的某一部位,在人体体表有关经络、穴位或部位上,按一定的规范和技术要求进行操作的各种特定的技术动作。实践证明,推拿疗法在妇科病治疗中,具有平衡阴阳、通经活络、调理气血、散寒泄热等作用。推拿通过各种不同的手法,作用于肌表,通达于经脉、肌肉、筋骨,由浅入深,使气血流畅,达到活血化瘀、调理气血的目的。现代医学研究表明,推拿不仅能促进血液循环,而且能升高皮温,扩张局部毛细血管,使血流旺盛,促进人体的新陈代谢。

一、常用推拿手法

按手法的动作与形态相结合分为摆动类手法、摩擦类手法、振动类手法、挤压类手法、叩击类手法等。

(一)摆动类手法

摆动类手法是通过腕部有节奏的摆动,使压力轻重交替地呈脉冲式持续作用于机体的一类手法,包括有一指禅推法、滚法、揉法等。

1. 一指禅推法

术者将拇指的指端、指腹或桡侧偏锋置于体表,运用腕部的来回摆动带动拇指指间关节的屈伸,使压力轻重交替,持续不断地作用于治疗部位上。摆动时,尺侧要低于桡侧;压力、频率、摆动幅度要均匀,动作要灵活;坐位练习和操作时,肘关节略低于手腕;临床应用时应注意拇指自然着力,不可用蛮力下压。一指禅推法每分钟手腕摆动一般为120~160次,当加快到每分钟200次以上则称为缠法。

此法接触面小,渗透力强,可广泛应用于全身各部穴位上,具有舒筋通络、调和营卫、行气活血、健脾和胃、调整脏腑功能等作用。以此法刺激腰骶部的八髎穴,可以壮腰补肾、通经络、调下焦,能治疗痛经、闭经、月经不调、赤白带下、盆腔炎等病证。

2. 㨰法

㨰法是指用手背近小指侧部分、手掌小鱼际侧的赤白肉际处或小指、无名指、中指的掌指关节突起部分为着力部位,吸定在一定的治疗部位上,有节奏地作腕关节屈伸和前臂旋转的协同动作,使贴于治疗部位上的掌背部分作来回滚动。频率一般为每分钟120~160次。

此法具有舒筋活血、滑利关节、缓解肌肉韧带的痉挛、增强肌肉韧带的张力和活力的作用,多用于颈项、腰背及四肢部,如颈椎病、肩关节周围炎、腰椎间盘突出症、各种运动损伤等,也是常用保健推拿手法之一。㨰法接触面广,刺激平和舒适,亦可用于虚证。

3. 揉法

揉法是指以指、掌的某一部位在体表施术部位上做轻柔灵活地上下、左右或环旋揉动的手法。根据肢体操作部分的不同而分为掌揉法、指揉法等。掌揉法分为大鱼际揉法、掌根揉法等,指揉法分为拇指揉法、中指揉法等多种揉法。操作时所施压力要适中,以受术者感到舒适为度。揉动时要带动皮下组织一起运动,不可与体表形成摩擦运动,动作要灵活而有节律性。揉动频率一般为每分钟120~160次,但指揉法在面部操作时可以缓慢操作。

揉法接触面可大可小,刺激平和舒适。指揉法接触面小,力弱,适于头面部腧穴;大鱼际揉法因其腕部的旋动、摆动而产生揉压动作,适用于腹部、面部、颈项部及四肢部;掌根揉法面积较大,力沉稳适中,多用于背、腰、臀、躯干部。

此法具有宽胸理气、活血化瘀、消积导滞、消肿止痛之功,适用于全身各部。常用于脘腹痛、胸胁闷痛、便秘、泄泻等肠胃疾病以及因外伤引起的红肿疼痛等。

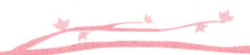

（二）摩擦类手法

此类手法是以掌、指、肘以及肢体的其他部分贴附于体表,作直线或环形旋转移动。

1. 擦法

用手指指面、手掌面、大鱼际或小鱼际部分着力,紧贴于患者体表治疗部位的皮肤上,稍用力下压,呈上下或左右方向进行直线往返摩擦移动,产生一定的热量并能深透,称为擦法。此法具有祛风散寒、舒筋通络、宽胸理气、行气活血、健脾和胃、温肾壮阳等功用。一般往返频率为每分钟100~120次。

（1）掌擦法:指用全掌着力摩擦的手法,多用于胸胁、腹部、肩背、腰部等面积较大而又比较平坦的部位。

（2）鱼际擦法:指用大鱼际着力摩擦的手法,多用于四肢、腰背部。

（3）侧擦法:指用小鱼际着力摩擦的手法,适用于肩背、腰臀及下肢部。

推拿手法中,产热最强的应属擦法,尤以小鱼际擦法为甚。临床可用摩丹田,擦肾俞、命门等温补肾阳。如对于寒湿凝滞型的痛经患者,直擦背部膀胱经与督脉,横擦肾俞、命门,用擦法使之温热,以透热为宜,可以起到温阳散寒止痛的效果。

2. 摩法

摩法是指术者以手掌面或手指指腹置于体表上,作轻缓的盘旋摩动的手法。用手掌面摩动的,称为掌摩法;用手指指腹摩动的,称为指摩法。摩法操作时肘关节自然屈曲,腕部放松。要缓急适中、轻重得宜。正如《石室秘录》所云:"摩法不宜急,不宜缓,不宜轻,不宜重,以中和之义施之。"可顺时针和逆时针双向操作,频率为每分钟100~120次,根据病情的需要,可减慢(每分钟30~60次)或加快(每分钟150~200次)。如配合药膏,称为膏摩。摩法是最古老的推拿手法,消散郁结的作用较好。正如《圣济总录》所云:"摩其壅塞,以散郁结。"

摩法主要适用于胸胁及腹部,具有宽胸理气、健脾和胃、消积导滞、活血止痛的作用。如顺时针摩腹,有助于经血的排出,减轻痛经的症状。

3. 推法

推法是指用手掌或手指指腹或肢体的其他部分紧贴在需要治疗的部

位、穴位或经络循行的路线上,反复作单方向的呈直线、弧线或环形线形式向前移的手法。推法类似擦法,但擦法是用力来回摩擦,要求达到局部发热;推法则是轻快柔和地单向推动,操作时虽连续不断,但在手返回推出起点时,不能在体表上摩擦,其意是推动气血行进,不要求局部发热。频率一般为每分钟 50~100 次。

此法通经活脉、荡涤积滞的作用较强,适用于全身各个部位,能疏通经络、行气活血、祛瘀消肿、健脾和胃等(根据施术部位的不同,还有其他作用)。推动的频率可快可慢,主要视着力部分的不同和病情的需要而定。

4. 搓法

用双手的指掌面着力,对称性地夹持住、托抱住施术部位,双手交替或同时相对用力做方向相反的来回快速搓揉,并在原部位或同时作上下往返移动者,称为搓法。搓动要快,移动要慢,连续搓动,不得间歇,直至局部产生热感为度。不宜将治疗部位过于夹紧,切忌粗暴用蛮力,要使动作灵活而连贯。搓揉速度应由慢而快,待结束时再由快渐慢,以免搓伤皮肤。

此法适用于四肢及胁肋部,能疏通经络、调和气血、松肌解痉、疏肝理气。

5. 扫散法

用拇指螺纹面的桡侧与其余四指的指端着力,紧贴于患者头颞部与耳后、枕后的有关经穴、部位上,用力做前后、上下直线单方向的扫散抹动。扫散时用力要出重回轻,下重上轻,动作要灵活自如,持续连贯,不应使头颈出现晃动,以免引起头晕等不适感。此法能平肝潜阳、醒脑安神、疏通皮部、祛风散寒。

(三)振动类手法

以较高频率的节律性交替刺激持续作用于人体,使受术部位产生振动感觉的手法称为振动类手法。常用于结束手法,或者与搓法配伍使用。本类手法包括振法和抖法。

1. 振法

振法是指用端、掌面、拳背着力,按压在患者体表一定的经络、穴位、部位上,有节律地轻重交替作持续不断的快速震颤动作,使被治疗的部位产生振动感觉的手法。医者前臂和手部的肌肉要用力作静止性收缩,使功力集中在着力部分端、掌面或拳背上,产生快速而强烈的振动力,使被治疗的部位随之产生振动。振动时肩部及上臂要放松,意识要集中于着力部位,但不能过于用力向下按压,以免影响振动频率。震颤波幅要持续不断地传递到机体深部,一般要求能连续操作1～2分钟,振动的频率要快,一般为每分钟240～300次,有的高达每分钟400～600次。

此法能起到舒筋通络、健脾和胃、理气止痛、消食导滞、调节肠胃功能、镇静安神等作用。指振法适用于全身各部穴位,但多用于头面部及胸腹部;掌振法多用于胸腹部及百会穴;拳振法主要用于前额部。

2. 抖法

抖法是指用双手或单手握抓住患者上肢或下肢的远端,沿单一方向,微用力做连续的、高频率的、小幅度的、呈波浪形的上下抖动,使抖动波沿肢体远端传向肢体近端,使肌肉关节有松动感的手法。抖法操作时,患者肢体关节要微屈,肌肉要充分放松。抖动幅度要小,一般在2～3 cm;抖动频率要快,上肢约每分钟200次,下肢约每分钟100次。抖动时频率要由慢而快,力量可由轻到重,动作必须要有连续性和节奏感,但操作时不能使患者的躯体有左右或前后晃动感。

(四)挤压类手法

本法是用指、掌、肘或肢体的其他部位按压或对称性地挤压体表的一类手法。该类手法有按压类和捏拿类两类。按压类手法是用指、掌、肘或肢体的其他部位垂直用力按压体表的手法,其代表手法为按法,还包括压法、点法、拨法等;捏拿类手法是用指掌对称性地挤捏体表或肢体的手法,此类手法包括捏法、拿法、拧法等。

1. 按法

按法是指用指、掌、拳、肘等肢体部分在体表一定的部位、穴位或痛点上,用力由轻到重逐渐按压,并持续一定的时间的手法,古谓"按而留之"。按压时着力部位要紧贴患者体表,不可移动;按压的方向以垂直为主;按压的力量须由轻而重,使患者有一定的压迫感或按压的穴位有酸、胀、痛、热、麻等感觉。按压时间的长短和力量的大小要依据患者的体质、部位、病情而定,但一定要稳而持续,切忌用迅猛的蛮力。结束时,不宜突然放松,而应缓慢地减轻按压的力量。

指按法适用于全身各部穴位；掌按法适用于腰、背、胸腹等面积较大而平坦的部位；屈指按法适用于四肢、腰臀肌肉较丰满的部位、穴位或骨缝处；屈肘按法适用于腰臀部、肩背及大腿部等肌肉丰满发达而厚实深在的部位或穴位；拳按法适用于腰背部。

此法具有舒筋活络、开通闭塞、温中散寒、活血止痛等作用，正如《厘正按摩要术》中所提"按能通血脉""按也最能通气"，经络不通时按之可解，即通经络、行气血。

2. 压法

压法是指用拇指螺纹面、掌面或肘关节尺骨鹰嘴部着力于治疗部位持续按压的手法。压法与按法的区别在于用力的方式，压法是持续地向下压，而按法则是有节奏地向下压，可以说按法包括了几个压法的过程，是有节奏、轻重交替的重复过程，而压法则相对静止，压住不动。压法用力从轻到重，然后压住不动，持续一段时间，再逐渐减压。

根据着力部位的不同，分为指压法、掌压法、肘压法。指压法可用于全身各处穴位；掌压法适用于面积大而平坦的部位；肘压法主要用于腰臀部等肌肉丰厚的部位。此法具有舒筋通络、解痉止痛的作用。

3. 点法

点法是指用指端、指间关节着力于患者体表，持续地向下进行点压的手法。根据着力面的不同，可分为指端点法、屈指点法。指端点法可用于全身各处穴位，屈指点法则适用于背部及腰臀部腧穴。点法的用力方向多与受力面相垂直，点在穴位上时，压力方向常常与针刺穴位的方向相一致，用力要由轻到重持续而稳定，使刺激逐步渗透到机体的组织深部使之产生"得气"的感觉，并以患者能忍受为度。

点法刺激较强，其与按法的区别在于按法接触面大，压力较为缓和，而点法接触面积小，压力较大，有以指代针之义。此法可舒筋活络、调经通气、活血化瘀、解痉止痛，常用于治疗各类痛证。

4. 拨法

拨法是指以手指端深按于治疗部位，进行单方向或往返的拨动的手法。根据着力指端的不同可分为拇指拨法、三指拨法。拨法的按压力与拨动力方向相互垂直，拨动时指端应按住皮下肌纤维、肌腱或韧带，带动其一起运动,指端尽量不与皮肤产生摩擦,用力应由轻到重然后由重到轻,不可突加猛力。

该手法刺激较强,着力面积小,有较好的止痛和解除粘连的作用,可在全身多处应用,尤其多用于阿是穴。

5. 捏法

捏法是指以拇指和其他手指相对用力,在操作部位作有节律的、一紧一松的挤捏,并作匀速上下移动的手法。根据拇指与其他手指配合的多寡分为三指捏法、五指捏法。三指捏法适用于颈部、肩部,五指捏法适用于四肢与背部。操作时拇指和其他手指的指面及虎口、掌面自然紧贴于体表,拇指和其余手指要以指面着力,腕关节放松。施力时双手用力对称、轻柔、轻重交替、连续缓慢移动。

捏法属于动法中的静态手法,其特点是舒适自然,刺激中等,轻重适中,不会对受术者肢体产生晃动,能通经活络、行气活血、解痉止痛、消炎利肿。

6. 拿法

拿法是指用拇指和其余手指相对用力,提捏或揉捏肌肤的手法。根据拇指与其配合手指的数目,可分为三指拿法、五指拿法。三指拿法适用于颈肩部,五指拿法适用于头部、腰部及四肢部。拿法在挤捏和提起时用拇指和其余手指的指面着力,避免指端着力。拇指和其余手指的指面虎口及掌面应尽可能地紧贴体表,力量柔和,富有节律性。

拿法是放松类手法的典型代表,能舒筋通络、解痉止痛、发散风寒、升举阳气、行气活血、消积导滞,临床应用比较广泛。

7. 拧法

拧法是指用手指捏住皮肤进行急速地一拉一放的推拿手法,也称"揪法""扯痧""提痧"。用拇指的螺纹面和屈曲的食指桡侧面或屈曲的中指和食指,张开如钳形,夹住受术部位的皮肤,拧紧扯拉又迅速放开,如此反复操作,可闻及"嗒嗒"声。

应注意两指夹持皮肤的力量要适度,施术时手指要蘸清水或润滑剂,随蘸随拧,保持皮肤的湿润,以皮肤出现红紫色瘢痕为度,前人称此为"痧痕透露"。

此法具有发散解表、退热止痛、健脾和胃、清暑解郁的作用。

(五)叩击类手法

用手掌、拳背、手指或特制的器械叩击体表的手法称为叩击类手法。本类手法包括拍法、击法、叩法、弹法等手法。

1. 拍法

五指并拢用虚掌拍击体表的手法。拍法可单手操作,也可双手同时操作。操作时五指自然并拢,掌指关节自然微屈,使掌心空虚,沉肩,垂肘,腕关节放松,肘关节主动作屈伸运动,带动虚掌有弹性、有节奏平稳地拍击施术部位。用双掌操作时,以双掌一起一落交替拍击施术部位。

拍法依据拍打传递力能,可作用到机体组织深部,不但能疏散肌表经脉阻塞之病气,更能宣泄五脏六腑郁闭之邪气。此法常用于肩背部、腰骶部和下肢后侧,有活血化瘀、解痉止痛、益气升阳等作用。双掌拍法因双手同时操作,力量较弱,主要作用于肌表浅层组织,多用于脊柱两侧及两下肢后侧;单掌拍法力量集中而强,适于脊柱正中,沿脊柱自上而下重拍。

2. 击法

用拳背、掌根、掌侧小鱼际、指尖或桑枝棒击打体表一定部位。根据接触体表的部位或使用器械可分为拳击法、掌击法、侧击法、指尖击法、桑枝棒击法。拳击法多用于颈背部;掌击法适用于脊柱及臀部、下肢后侧;侧击法多用于四肢部、肩颈部;指尖击法适用于头顶;桑枝棒击法多用于肩胛区腰臀部及下肢后侧。击打时方向要与体表垂直,用力要稳、含蓄,收发灵活,着力短暂而迅速,要有反弹感,即一击到体表就迅速收回,不可有停顿。动作应连续而有节奏感,击打的速度要快慢适中,击打的力量应因人、因病、因部位而异。手法中以击法最有疏通的效果,较拍法力量集中,可以通调一身阳气,多施用于大椎、八髎、命门、腰阳关等处,故经络不通、气血不畅皆可用击法。因为此法具有舒筋通络、活血祛瘀、行气止痛的作用,故适合各种疼痛类疾病。

3. 叩法

叩法是指以小指尺侧或空拳的尺侧缘叩击体表的手法。叩法刺激程度较击法为轻,有"轻击为叩"的说法,类同于击法。叩击时要用力适中,腕关节及手指放松,不可用实力击打施术部位,使患者感觉有轻微的振动,伴随清脆的空响声。叩击时要有很强的节奏感,屈拳叩亦常两手同时操作,左右交替,如击鼓状。

此法具有行气活血、舒筋通络、镇静安神、醒脑开窍等作用。

4. 弹法

弹法是指用指端背侧着力在施治部位施以弹动的手法。用拇指指腹抵住中、食指背侧相对用力,用指的驭动爆发力驳开中指或食指,使食指或中指指甲突然着力于患者体表,一弹即收,着力平稳。弹击时用力均匀,着力平稳,快而不急,缓而连贯,力度由轻渐重以不引起疼痛为度,频率在 120～160 次/分钟。

此法具有舒筋通络、祛风散寒、调和气血的作用。

二、乳房按摩疗法

乳房按摩疗法是指在女性乳房部进行推拿,以催乳、通乳和防治乳腺炎的一种方法。

1. 产前乳房按摩法

从妊娠第 5 个月起,每晚入睡前用手掌在对侧乳房顺时针方向揉摩,从乳房基底部开始向乳头方向边揉摩边推进。

2. 产后乳房按摩法

可在白天每次哺乳前进行,操作步骤如下。

（1）热敷乳房 3～5 分钟。

（2）双手轻握乳房,用手指沿乳房四周顺时针旋摩,而后用手指轻轻捏起乳房向乳头方向拨剥离胸小肌筋膜和乳房基底膜。

（3）一手固定乳房,另一手根据乳腺分布的位置,由根部向乳头以螺旋形按摩直至全乳。

（4）用手指的力量由乳房根部向乳头方向推进、按摩。

（5）由根部向乳头挤压按摩,再依次按摩乳中、乳根穴。

（6）用热毛巾擦拭乳头,去除乳腺管中的乳栓。

（7）用手掌顺时针方向旋转按摩双侧乳房后,用拇指和食指在乳晕四周挤压,挤出乳汁排空乳房。

3. 早期乳腺炎乳房按摩法

（1）推抚法：受术者取坐位或健侧乳房卧位,充分暴露胸部。可以在患侧乳房上涂抹少许润滑油,然后双手全手掌由乳房四周轻轻向乳头方向推抚 50~100 次,动作一定要轻柔舒缓。

(2)揉压法:以手掌上的小鱼际或大鱼际着力于患乳局部,在硬结处反复轻揉,顺、逆时针各 100 次。

(3)揉、捏、拿法:以右手五指用力,抓捏患侧乳房局部,揉捏时要一紧一松,反复进行 10~15 次。左手轻轻将乳头向外推动数次,以扩张乳头部的输乳管。

(4)振荡法:以右手小鱼际部着力,从乳房肿结处沿乳根向乳头方向作高速振荡推赶,反复 3~5 遍。局部出现有微热感时,效果更佳。

实施以上按摩方法,都要遵循"向心性"原则,即从乳房四周向乳头方向进行,这也是乳汁沿导管排出体外的方向。开始时硬结局部可能会有些不适甚至疼痛,但一般都会在短时间内消失。

三、摩肾堂疗法

摩肾堂疗法是一种自我按摩疗法,以按摩肾区为主,促进肾区气血流注,从而防治由于肾气虚引起的各种病症。可用于防治肾气不足所引起的腰酸腰痛、尿频、遗尿、尿失禁等,亦可用于肾虚不孕症、多囊卵巢综合征、痛经、卵巢功能低下、月经不调等。无病者可以此保健养生。

每日早晨起床和晚上临睡前,坐于床上,两足下垂,宽衣松带,舌舐上腭,闭目内视头顶,两手掌心置肾俞穴处。以鼻慢慢吸气,同时提肛,吸满气后闭气不息,同时两手上下摩擦肾区各 120 次以上,多多益善。闭气至极后慢慢放气,同时放松全身。临睡前作毕即可卧睡;早起时作毕,则可小憩片刻后起床。

第四节 其他外治疗法

一、敷贴法

敷贴法是指将膏药或用各种液体调和药末而成的糊状制剂,贴敷于一

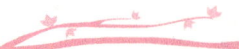

定的穴位或患部,通过药物和穴位、经络的共同作用以治疗疾病的一种中医外治疗法。

1. 选穴

通过辨证选穴,力求少而精,一般多选用病变局部的穴位、阿是穴或经验穴。其中神阙穴和涌泉穴为常用的敷贴穴。

2. 敷贴药物

敷贴药物之前应先用温水或75%酒精棉球擦净局部,然后用纱布、油纸或胶布固定。敷贴时间视药物刺激程度而定,如药物刺激性大,应视患者反应和发泡程度确定敷贴时间,多为数分钟至数小时。

膏敷疗法适用范围较为广泛,主要用于慢性病的治疗,也可用于治疗某些急性病,如痛经、月经不调、带下病、妊娠病、产后病、妇科杂病等。此外,还常用于治未病。

二、中药肛门导入法

中药肛门导入法是将配制好的药液灌注并留置于肠腔,通过直接作用于病处及肠黏膜的吸收而达到治疗目的的一种外治方法。由于中药肛门导入法具有简便易行、作用迅速、疗效显著、无创伤、无痛苦等特点,并可避免某些药物对胃黏膜的刺激,减少其对肝脏的不良反应,患者易于接受,目前在临床治疗中有广泛的应用。

本法常用清热解毒和活血化瘀药配伍组方,清热解毒药如红藤、毛冬青、败酱草、黄柏、金银花等,活血化瘀药如丹参、赤芍、当归、川芎、红花等,有癥块者,加三棱、莪术。用一次性灌肠袋或导尿管从肛门插入10~14 cm,将温度适中的药液100 mL缓慢灌入,保留30分钟以上,或者于睡前注入并保留至次日凌晨疗效更佳。给药前应尽量排空二便,给药后卧床休息30分钟,以利于药物的保留。每天1次,7~10天为1个疗程。

中药肛门导入法具有清热解毒、清癥散结的作用。临床上常用于治疗妇科盆腔炎后遗症、子宫腺肌病、继发性痛经、不孕症、卵巢囊肿、促排卵及预防妇科手术后盆腔粘连等。

三、熏洗疗法

熏洗疗法指用药物煎汤,趁热用药汤蒸气熏皮肤或患部,待药液温时再淋洗和浸浴的外治法。妇科常用外阴熏洗法、阴道冲洗等。

1. 外阴熏洗法

外阴熏洗法是以煎好的中药熏汽向阴户进行熏蒸并用温度适宜的药液进行淋洗和浸浴的一种外治方法。其机制主要是借助药液的热度温通经络,促使药物的渗透和吸收,达到清热解毒、止带消肿的目的。常用于阴疮、阴痒、带下病等。常以清热解毒药为主,如白花蛇舌草、蒲公英、紫花地丁、虎杖、黄柏、连翘等。使用方法:将所有的药物包煎,煮沸20~30分钟后方可外用,将药水倒入专用盆内,趁热熏洗患部,先熏后洗,待温度适中可以洗涤外阴或坐浴,每次10分钟。

2. 阴道冲洗法

阴道冲洗法是用阴道冲洗器将中药药液注入阴道,在清洁阴道的同时使药液直接作用于阴道而达到治疗目的的方法。常用于盆腔或阴道手术前的准备,以及带下病、阴痒等的治疗。冲洗药液应根据冲洗的目的而选。若为了手术前的准备,可用普通的皮肤、黏膜消毒剂,如1∶1 000苯扎溴胺等。如用于治疗带下病、阴痒,则结合阴道分泌物检查结果选用中药。常用药有忍冬藤、苦参、白鲜皮、蛇床子、蒲公英、黄柏等清热解毒、利湿杀虫药,荆芥、薄荷、防风、白芷等祛风止痒药。使用方法:将所有药物包煎,煮沸20~30分钟后,待药水温度适宜时(与体温基本一致),置阴道冲洗器内进行冲洗。本法月经期停用,妊娠期慎用。

四、药熨疗法

药熨疗法,古称"烫熨",是将药物或药剂加热后置于患处体表某些特定部位(如经络、腧穴等),进行热罨或揩摩、熨引,以促使其腠理疏通、经脉和调、气血流畅而解除疾苦的常用外治方法。

不同的熨剂,在药熨治疗时操作方法不尽相同。一般常用的有炒熨法、蒸熨法、煮熨法、贴熨法、熨斗熨法等。

1. 炒熨法

将熨剂放入炒锅中炒热,翻炒时可根据病情酌加酒、醋等辅料。炒热后,以绢布包裹适量熨药,趁热直接熨引患处或治疗部位。如果熨剂温度降低,则应更换药包,继续熨引。一般每次药熨15~30分钟,也可根据病情适当延长药熨时间,温度保持在患者能忍受而稍有灼热感为宜(40~50℃),每帖熨剂可炒熨2~3次,待其药力已尽再更换一帖。

2. 蒸熨法

将药袋放入笼屉蒸透,一般需上火蒸25~30分钟。蒸透后的药袋趁热熨引治疗部位。药熨方法与炒熨法同。

3. 煮熨法

煮熨法与蒸熨法的不同之处在于:前者以蒸气加热,后者是将药袋直接投入水中煎煮,然后取出药袋进行热熨治疗。也可把熨剂按照常规煎药方法煎取药汁,再用纱布包裹药渣,以纱布包蘸取药汁热熨。

4. 贴熨法

取合适的药膏于火上略加烘烤,趁热贴在治疗部位上,或将配制好的药膏涂敷在治疗部位上,以熨斗等加热器具在衬垫物(如毛巾、纱布)上热熨。

5. 熨斗熨法

将药袋、药饼或药膏等熨剂置于治疗部位,其上覆以数层纱布或厚布、毛巾等衬垫物,再用熨斗或电热饼、热水袋、水壶等热熨器具进行熨引或热熨。熨引温度以不烫伤治疗部位皮肤为宜,持续20~40分钟。

五、药栓疗法

药栓疗法是将药物加工成粉末,加入适当的赋形剂制成固体药剂(即栓剂),或者用药棉、纱布条等材料包裹、蘸湿药物后,充塞体腔而起到治疗作用的一种外治方法。

1. 栓剂用法

栓剂主要用于肛门或阴道给药。一般每次取1枚栓剂纳入肛门或阴道,每日1~2次。为便于纳入肛门,可在栓剂头部涂少许凡士林之类润滑剂,如病变部位距肛门较远,可借助肛管推入。肛肠栓剂应在排便、清洗肛门后进行;阴道栓剂多在临卧前给药。

2. 塞药用法

塞药可广泛运用于耳、鼻、口腔及肛门、阴道等部位。治疗时直接将药棉条、药纱布条等充填患处或治疗部位即可。

药栓疗法不仅可对体腔黏膜的局部病变产生直接治疗效应,更可通过黏膜的吸收直接进入血液循环而治疗全身性疾病,且有不经过肝脏及消化道途径的优点,从而避免或减少了药物在肝脏及消化道的生物化学反应,减少了药物对肝脏的不良作用,克服了某些药物对胃肠的刺激作用,是一种很有发展前途的方法。

六、拔罐疗法

拔罐疗法,又称吸筒疗法,古称角法。这是一种以杯罐作工具,借热力排去其中的空气产生负压,使之吸着于皮肤,造成瘀血现象的一种疗法。现代拔罐疗法有了新的发展,进一步扩大了其治疗范围,成为针灸治疗中的一种疗法。罐的种类很多,目前临床常用的有陶罐、竹罐、玻璃火罐和抽气罐。

1. 火罐法

(1) 准备材料、检查与定位

1) 准备材料:玻璃火罐2个(备用1个),镊子1把,95%酒精1小瓶(大口的),棉花球1瓶,打火机1个。

2) 检查:检查病情,明确诊断,是否合乎适应证。检查拔罐的部位和患者体位,是否合适。检查罐口是否光滑和有无残角破口。

3) 定位:一般选取肩、胸、背、腰、臀、肋窝以及颈椎、足踝、腓肠肌等肌肉丰厚、血管较少的部位,皆可拔罐。可根据病情、疼痛范围拔1~2个或4~6个,甚至10个玻璃火罐。

(2) 操作方法

1) 先用干净毛巾蘸热水将拔罐部位擦洗干净,然后用镊子镊紧棉球,稍蘸酒精点燃,往玻璃火罐里一闪,迅速将罐子扣在皮肤上。

2) 留罐时间以3~6分钟为宜,短时间留罐比长时间留罐好处多,如渗血或充血轻微,便于吸收,增强抗病能力;不留瘢痕;防止吸入过度,造成水疱伤引起感染。

3) 起罐时左手轻按罐子,向左倾斜,右手食、中二指按准倾斜对方罐口的肌肉处,轻轻下按,使罐口漏出空隙,透入空气,吸力消失,罐子自然脱落。

要掌握好火力大小。酒精多,火力大则吸拔力大;酒精少,火力小则吸拔力小。罐子叩得快则吸力大;叩得慢则吸力小。这些都可灵活运用。

(3) 疗程:一般以1~2次为一疗程,如病情需要,可再继续几个疗程。

一般慢性病或病情缓和的,可隔日1次。病情急的可每日1次,例如发高热、急性类风湿性关节炎或急性胃肠炎等病,每日1次、2次,甚至3次,皆不为过,但留罐时间却不可过长。

2. 水罐法

先将配制好的药物装入布袋,添加清水煮至适当浓度,然后将竹罐投入药液中煎煮15~20分钟,再拔罐。一般常用煮罐药方为麻黄、蕲蛇、羌活、独活、防风、秦艽、木瓜、蜀椒、生乌头、曼陀罗花、刘寄奴、乳香、没药各适量,加水5 000 mL煎煮去渣,再以药液煮罐10~15分钟,也可根据患者的病情辨证处方煮罐。

拔罐疗法的适用范围较广,也可用于痛经、月经不调、慢性盆腔炎等病证。随着现代多种罐具的问世以及对拔罐法作用机制研究的不断深入,临床中拔罐法与其他多种疗法结合使用,使得拔罐法的适用范围越来越广,也成为常用的保健疗法。

七、刮痧疗法

刮痧疗法是以中医经络学说为理论依据,用器具在人体的穴位、经脉、皮肤和病变部位上进行反复刮拭,通过疏通经络、行气活血、调和脏腑来达到治疗疾病目的的一种方法。

1. 刮痧的体位

刮痧时患者体位的选择,应以术者能正确取穴,操作方便,患者感到舒适自然并能持久配合为原则,常用的体位有以下几种。

(1)仰卧位:适用于头、面、颈、胸、腹及四肢前侧、内侧部的取穴与刮拭。

(2)俯卧位:适用于头、颈、肩、背、腰、四肢后侧部的取穴与刮拭。

(3)侧卧位:适用于头侧、面颊、颈侧、胸侧、腹侧及上下肢外侧部的取穴与刮拭。

(4)仰靠坐位:适用于头面部、颈前和上胸部的取穴与刮拭。

(5)伏案坐位:适用于头部、颈项和背部的取穴与刮拭。

(6)侧伏坐位:适用于头侧、面颊、颈侧、耳部的取穴与刮拭。

2. 人体各部位的刮拭方法

(1)头部刮拭方法:头部有头发覆盖,无须涂抹刮痧润滑剂,可在头发上面直接用刮痧板刮拭。为了增强刮拭效果可使用刮板薄面边缘、刮板角部或梳状刮板刮拭。施术者一手扶住患者头部,保持头部稳定,另一手用刮痧板刮拭。每个部位刮20～30次,至头皮发热为宜。刮痧手法可使用平补平泻法。

头部刮痧可改善头部血液循环,疏通全身阳气,可预防和治疗各种经行头痛、脱发、三叉神经痛、失眠、经行感冒、产后恶露不尽等疾病。

(2)面部刮拭方法:面部刮拭应根据面部肌肉的走向,由内向外。因面部出痧影响美观,手法宜轻柔,以不出痧为度,无须涂抹刮痧润滑剂,可用温开水湿润皮肤后刮拭,手法多用补法,刮拭时间宜短,忌重力大面积刮拭。可每天1次。前额部:从前额正中线开始,经过印堂、鱼腰、丝竹空等穴位分别朝两侧刮拭,上方刮至前发际,下方刮至眉毛。两颧部:由内向外刮拭,经过承泣、四白、下关、听宫、耳门等穴位。下颌部:以承浆为中心,经过地仓、大迎、颊车等穴位,分别向两侧刮拭。

刮拭面部有美容、养颜、祛斑的功效,可预防和治疗颜面五官科的疾病,如面部黄褐斑、痤疮等。

(3)项背部刮拭方法:刮拭项背部大椎穴时,施力要轻柔,用补法,可用刮板棱角刮拭,以出痧为度。刮颈部两侧风池至肩井时要采用长刮法,一步到位,中途不停顿。项部到肩上肌肉较丰富,用力可重些,即用按压力重、频率慢的手法。项背部正中线:从哑门穴刮至大椎穴。项背部两侧:从风池穴开始,经过肩中俞、肩外俞、秉风穴刮至肩井穴、巨骨穴。

颈项部是人体十二正经中的手、足三阳经及督脉循行的必经之路,经常刮拭具有育阴潜阳、补益正气、防治疾病的功效,可主治妊娠期感冒、经行头痛、乳癖、围绝经期失眠、痤疮、面部黄褐斑等。

(4)背部刮拭方法:背部刮拭方向是由上向下,一般先刮背正中线的督脉(从大椎刮至长强),再刮位于正中线旁开1.5寸和3.0寸处的两侧膀胱经和位于正中线旁开0.5寸的夹脊穴。刮拭背部正中线手法宜轻柔,用补法,不可用力过重,以免伤及脊椎。可用刮板棱角点拨棘突之间。背部两侧刮拭时要视患者体质、病情适当选用补泻手法,力度均匀,中途不停顿。

督脉和足太阳膀胱经所有穴位都与人体的五脏六腑有联系,所以刮拭背部可以预防和治疗全身疾病。

(5)胸部刮拭方法:胸部正中线刮拭可从天突穴开始,经过膻中穴向下刮至鸠尾穴,用力要轻柔不可过重,宜用平补平泻法,乳头处禁刮。胸部两侧刮拭,从正中线由内向外,先左后右,用刮板整个边缘沿肋骨走向刮拭。可预防和治疗妇科乳腺小叶增生、乳腺炎、乳腺癌等。

(6)腹部刮拭方法:刮拭腹部正中线,从鸠尾穴开始,经过中脘穴、关元穴刮至曲骨穴。刮拭腹部两侧,从幽门穴刮至日月穴。空腹或饱餐后,腹部近期手术者,肝硬化、肝腹水、肠穿孔患者,以及神阙穴禁刮。可用于治疗月经不调、卵巢囊肿、不孕症等。

刮痧疗法可用于内、外、妇、儿和五官等各科疾病。在妇科疾病的治疗上,刮痧可用于痛经、宫寒不孕症、乳腺增生、经期发热、急性乳腺炎等。此外,刮痧还可预防疾病和保健强身。

第五节　饮食疗法

一、药膳疗法

药膳疗法是指选用具有一定药性、药效作用的食物,或通过辨证将食物与药物合理组配,烹调成菜肴,以产生保健康复、强身健体、抗病延年等效应的一类疗法。

1. 黄芪汽锅鸡

黄芪20 g,草母鸡(或童子鸡、乌骨鸡)500 g,生姜3 g。先将母鸡洗净、切块加工处理,加入黄芪、生姜,再加适量的盐、酒、葱等调料一起放入气锅中,蒸后食用。功能大补元气,健脾补肺,养血调经。适用于元气亏损、精血不足、产后或病后体虚、神疲乏力、头晕目眩等。

2. 当归生姜羊肉汤

当归50 g(用纱布包),生姜10 g,羊肉500 g。先将羊肉洗净,切成小块,加适量的酒、葱、盐、生姜及当归,用文火焖煮至羊肉烂熟,去药渣即成。功能温阳补血,益肾调经。适用于肾阳亏虚、精血不足、畏寒腰酸、月经不调、痛经等。

3. 百合鸡蛋汤

鸡蛋 2 枚,百合 100 g,冰糖适量。百合洗净,加水 3 碗,煎至 2 碗。鸡蛋去蛋白,将蛋黄搅散,倒入百合中拌匀,加冰糖稍煮。功能养阴润燥,清心安神。适用于病后体弱、绝经前后诸证。

4. 煨牛鞭

牛鞭 500 g,猪油 50 g,湿淀粉 50 g,麻油少许。牛鞭洗净,剪开外皮,在开水锅内烫一下,捞出撕去外皮;锅内放适量清水,牛鞭入水中煮熟取出,从中间剖开除去尿道,切 3 cm 长的小段;干锅中放猪油烧热,加葱、姜、蒜煸炒出香味,烹入料酒,加水、精盐、白糖,把汤调成浅红色,将牛鞭放汤内,用小火煨到汤将干时,拣出葱、姜、蒜,勾上湿淀粉,淋麻油,装入盘中。功效壮阳补肾,填精补髓。适用于阳痿、早泄、性欲减退、畏寒乏力及不孕症不育等。

二、药茶疗法

药茶疗法是指应用某些中药或具有药性的食物,经加工制成茶剂以及汤、饮、乳、露汁、浆水等饮料,用于防治相关疾病的一种食疗方法。药茶除用茶叶作为基本原料外,还广泛应用其他食物及中药作为原料如菊花、决明子、生姜、紫苏、薄荷等。以复方形式制成的午时茶、近代的各种减肥茶和广东的各种凉茶等,也属于药茶范围。

1. 失眠

(1)龙眼枣仁饮:龙眼肉 10 g,枣仁 10 g,芡实 10 g,用水煎煮后去渣,再加糖适量饮用。功能养心安神,养血益肾。适用于心悸怔忡、失眠多梦、头晕眼花等。

(2)百合糖水:百合 150 g,灯心草 5 g,加糖适量煎煮,代茶饮用。功能养心安神,润肺除烦。适用于失眠多梦、心烦心悸等。

2. 月经病

(1)月月红茶:月季花 10 g(鲜品 20 g),玫瑰花 6 g,红茶 3 g。上药研粗末,加水略煎煮,代茶饮。功能活血调经,理气止痛。适用于闭经、经行不畅所致痛经等月经病。

(2)玫瑰花茶:玫瑰花 30 g。玫瑰花洗净阴干备用,每次 3~5 g,沸水冲泡,代茶饮。功能理气活血,疏肝解郁。适用于月经不调及肝胃失和所致胃痛、胸闷嗳气等。

3. 阴挺

参芦茶：参芦 10 g，冰糖 30 g。参芦切薄片，与冰糖加水，炖煮取汁饮。功能益气升提，健脾益肾。适用于中气下陷所致阴挺等。参芦与人参有着相似的滋补作用，可替代人参饮用。

三、药酒疗法

药酒疗法是将药物与酒一起加工制成含药的酒剂，通过内服或外用以防治有关疾病的一种治疗方法。应用浸泡法制作药酒最广泛。事先需将药物精选、切制、洗净、炮制。可分为冷浸法和热浸法两种。

1. 冷浸法

将事先加工成碎片或研成粗末的药物装在纱布袋内，放在瓶或罐内，加入适量的酒（一般以白酒为多），密封浸泡。浸泡的天数一般为 10～15 日（春、夏季日期可短些，秋、冬季日期可长些），即可过滤使用。酒渣可再加入酒浸，第 2 次酒可适当减少一些。根据药物的性质和量可 1 次、2 次或多次浸泡、过滤。过滤后的酒液即为药酒。

2. 热浸法

将事先加工成碎片或粗末的药物装在纱布内，放在瓶或罐内，加入适量的酒（白酒或黄酒），经过隔水或蒸汽加热，密封 5～7 日，过滤取酒液使用，或者将药罐埋在土中，过 5～7 日后滤取酒液使用。

（1）酿酒法：先将经过精选、切片、炮制的药物煮汁，再将药汁和酒曲、米等一起酿造成酒，酒成后存放数月即可使用。

（2）煮酒法：将经过精选、切片、炮制的药物以酒煎煮 3～4 沸，再过滤去渣，即可使用。

（3）淋酒法：将经过精选、切片、炮制的药物，炒热后以酒淋之，经过滤后取酒使用。

（4）淬酒法：将经过精选、切片、炮制的药物置于火中烧红，立即淬于酒中，再经过滤后取酒使用。

第六节　导引类疗法

一、呼吸静功疗法

呼吸静功疗法是一种以调息为主的静功自我疗法,原载于明代龚廷贤《寿世保元》卷四。其基本方法是"以意随呼吸,一往一来,上下于心肾之间"。龚廷贤认为:"人生以气为本,以息为元,以心为根,以肾为蒂……人呼吸常在于心肾之间,则血气自顺,元气自固,七情不炽,百病不治自消矣。"

每日于子(23时至次日凌晨1时)、卯(5—7时)、午(11—13时)、酉(17—19时)4个时辰,独处静室,床铺厚褥,盘坐于上,以干棉球塞耳。

闭目绝念,意随呼吸上下于心肾之间,呼吸不急不慢,任其自然。坐约一炷香的时间后,可自觉口鼻之气渐渐柔和,再坐约一炷香时间,可觉口鼻之气似无出入。

下座前,先缓缓伸腿、开目、去耳塞,下床行数步后,仰卧床上稍睡片刻。起床后进食稀粥半碗。

二、提肛疗法

提肛疗法是将思想集中于会阴部,配合呼吸及收缩肛门的动作,以防治肛肠疾病的一种治疗方法。

1. 姿势

可取坐位或立位,坐位应保持端坐姿势,两手放于大腿上,掌心向上向下均可,坐时应坐在凳边,不要坐实坐满。立位需双脚分开,与肩同宽(或一横脚加一拳头的宽度),两脚呈平行状态站立,双肩自然下垂,不要上耸,也不要有意识地用力下坠。

2. 呼吸与收缩肛门

舌抵上腭,双目轻闭,摒除杂念,集中注意力于会阴、肛门部,随着呼吸,肛门一提一放,一紧一松,深吸气时肛门收缩上提,呼气时放松,一呼一吸为

1次,每天早起或晚上临睡前收缩肛门20次,30日为1个疗程,休息7日,可继续第2个疗程。

三、八段锦疗法

以"八段锦"命名的气功疗法有多种,这里介绍的动功八段锦,是其中流传最广、最有代表性的一种。它是由八种子立式导引动作复合而成的气功套路,其每式动作的设计,都针对一定的脏腑或病证的保健与治疗需要,这是本法的最大特点。全套动作精炼,运动强度适中,有调整脏腑功能、疏通经络气血的作用,如应用得当,能防治多种疾病。段式:两手托天理三焦,左右开弓似射雕,调理脾胃须单举,五劳七伤往后瞧,摇头摆尾去心火,两手攀足固肾腰,攒拳怒目增气力,背后七颠百病消。

四、太极拳保健疗法

太极拳是我国传统的体育保健方法之一,太极拳的动作轻松柔和,圆活自然,连贯协调,具有一定的健身和医疗价值,是延年益寿、防病治病的一种有效手段。太极拳很早就已流传,属导引的范畴。所谓"导气令和,引体令柔",是指其通过调整呼吸而使脏腑经络之气和顺,借助于肢体运动而使人体各部分趋于协调柔和。太极拳在长期的流传过程中形成了多种流派,近年来更得到进一步的继承与发扬,使太极拳运动得到不断发展。

第七节 情志疗法

一、言语开导疗法

言语开导疗法是针对患者的病情及其心理状态、情感障碍等,采用语言交流方式进行心理疏导,以消除其致病心因、纠正其不良情绪和情感活动的一种心理治疗方法。

从五行分类的角度,可将人群分为太阳、少阳、阳明和平、太阴、少阴五大类形神特征类型。

1. 太阳之人（火形）

情感上,性情急躁冲动,善于排解忧愁与烦恼,乐观豁达,怡然自得;认知上,善于观察和思考,反应敏捷,但常常只根据表面现象做出结论;意志上,好胜逞强,刚愎自用,处事有魄力,往往轻率,贸然行动,即便失败也无反悔,经常不切实际,好高骛远,有始无终;行为上,待人比较坦诚,善于应酬,喜欢结交朋友,钱财看得很轻,行为粗鲁,好意气用事,好夸夸其谈,漫无边际,缺少信用,能较快适应周围环境。

2. 少阳之人（金形）

属于阳盛阴少。情感上,性情容易急躁,刚强爽快,虚荣心强;认知上,观察和认识客观事物较为深入审慎,明辨是非,有管理才能,容易骄傲自大;意志上,坚定刚强,不依附于人,有较强的自制力和意志力;行为上,擅外交,好应酬,社会活动能力强,清廉公正,严肃冷峻,精明能干,稍有地位便喜好自我吹嘘,高傲自大。

3. 阴阳和平之人（土形）

属于阴阳和平。情感上,胸怀坦荡,心境安宁,愉快开朗,无所畏惧;认知上,能顺从事物的发展规律,把握其本质,并能随机应变,有较高的认知水平和管理才能;意志坚定,独立自主,专心致志,不怕艰难困苦,亦不蛮干逞强,有时能采取灵活态度而随从于人;行为上,为人敦厚诚实,谦虚有礼,乐于助人,举止大方,从容不迫,处事条理分明,以德服人,不喜权势,亦不随其地位变化而改变,其待人处事的态度有君子之风。

4. 太阴之人（水形）

属于阴盛阳衰。情感上,性情内向,自卑感强,或比较固执善于巧饰,或喜怒不形于色,或心静如水,无动于衷;认知上,不轻易发表和改变自己的观念,善于听取别人的意见,认知反应速度偏于迟缓,但认知水平较高,看问题比较深刻;意志柔弱,多在反复思考的基础上随从大多数人的行为而有所行动;行为上,待人貌似恭谦,贪恋钱财,喜进不出,善于欺瞒。

5. 少阴之人（木形）

属于阴盛阳少。情感上,性情偏于内向,沉默寡言,善忧愁,嫉妒心较强;认知上,善用心机,勤于思考,聪明智慧,具备较高的认知水平和从事脑力活动的才能;意志优柔,处事随和,或容易消极退让,或无所事事,或在事业上颇有进取心;行为上,事必躬亲,对他人缺少信任感,缺少同情心,或喜贪小利,损人利己,体力稍弱,或安逸懒散。

在临床诊治过程中,应首先观察和分析患者的形神气质类型情况。其次,审查患者的情志变动,据其性情偏失而开导之。

二、情志相胜疗法

情志相胜疗法是在中医五行学说及情志相胜等理论指导下创立的一种心理治疗方法,即用一种或多种情志制约的方法。消除其相胜的病态情志,以治疗由情志偏激引起的某些心身疾病。

人体脏腑的功能活动是密切相关的整体,在诸脏腑之间存在着相互资生和相互制约的关系,从而维持人体生理、心理上的协调和稳定。这种关系,中医是用五行生克制化理论来解释和推理的。五行学说中的木、火、土、金、水各行的顺序依次相生,构成事物间的促进和资生关系;金、木、土、水、火各行的顺序依次相克,又构成了事物间的抑制和制约关系。有了事物间的生克制化,自然界才得以稳定和统一;有了事物内部的生克制化,才能保持其自身的协调和发展。情志相胜疗法是在偏激情志破坏了心身稳态的情况下,医生根据情志的五行属性及其胜制规律,有意激发所胜之情制其有余,以恢复或重建其心身谐调状态,达到治疗有关心身疾患的目的。明代医家张景岳在阐述《内经》五情相胜法则时强调"此因其情志之胜,而更求其胜以制之之法",揭示了本疗法的应用依据和目的。

1. 怒胜思

思为脾志,在五行中属土。思维是人类认知事物的过程及其能力的反映,其本身并不带有情感色彩。如对某些事物或事件无法理解,或对其结果无从预料,就会产生思虑或担忧等情绪。因此《内经》每有"怵惕思虑""忧思"等描述,并将之作为七情之一。在日常生活中,当某些萦绕心际之事久思不决,或者因案牍劳神而思虑过度,常可出现饮食乏味、脘腹闷饱,甚而纳呆厌食、四肢怠惰等思伤脾、脾失健运之类的症状;有些长期从事脑力劳动工作的人,由于工作过度紧张,还可伴有失眠、健忘、心悸等心神失养的表现。《针灸甲乙经》认为这是"思发于脾而成于心"的缘故。肝志为怒而主疏泄,一般说来怒有助于肝气升发,可以宣泄某些恶劣情绪的羁绊,重建心理上的平衡。所谓"怒胜思",从五行而言,为木克土的关系;从脏腑生理功能而言,肝气疏泄有助于运脾,以宣散气结。因此,临床应用本法时,多采取故意违逆患者的心意,或者夺其所爱等方法以激发其怒,令患者之气结得以尽情宣泄,即可矫正其"思则气结"的病理改变。

2. 思胜恐

恐为肾志,在五行中属水。恐惧是一种面临突发事件或异常情况时所产生的一种不安全感或畏惧的心理反应,常与经受突如其来的惊吓相关。如果时过境迁,这种惊恐害怕的心态多可随之而解,不足为患。倘若其人长时间置身于紧张恐惧的氛围中,机体始终处于应激状态,其生理功能就会受到影响或损害。如猝然惊吓不已,严重者可出现二便失禁、遗精滑泄等"恐则气下"之类的病状,经常或持久处于恐惧之中,患者既可有坐卧不安、闻响则惊恐不安等情态流露,也可同时伴有骨酸痿软、形羸瘦瘠,乃至于不孕症、不育等伤肾失精的临床表现。这些病证的治疗,仅仅依赖于药物调理而不设法解脱其恐惧心理,亦往往难以奏效。因此,临证还需配合以"思胜恐"等心理治疗。医生如能针对其恐惧畏怯心理产生的原因,采取诱导方式开启其思,结合广其见闻、坚其定识等方法,大多可帮助患者逐渐摆脱惊恐、畏怯的心理状态。

3. 恐胜喜

喜为心志,在五行中属火。"喜则气缓",主要指过喜令人心气涣散,神不守舍。多表现为注意力不能集中、心神恍惚甚或嘻笑不休、状若癫狂。此类病证多属实证,临床药物治疗多以清心泻火为主;恐则气怯,骤然施予平素畏惧之事物景观,恰似以水折火,故有此"恐胜喜"之治法。《儒林外史》描述范进中举,喜极癫狂,以其平素颇畏岳丈之威,遂收当头棒喝而获神志清爽之效。虽属小说构思,却十分合乎恐胜喜之医理。

4. 喜胜悲

忧为肺志,悲亦同类。"悲则气消",是指过度悲忧而使肺气消索,治节失职。悲忧多由痛失亲朋或失意挫折或久病缠身而悲观失望所致,常有形容惨戚、忧愁沮丧,或无端泪涌,或长吁短叹,或垂头丧气,或悲观厌世等情态流露。久之则可导致毛发枯萎,形体憔悴。当以各种令患者喜闻乐见之事陶情悦志,使悲哀者重展笑颜,使失意者豁达开朗,使忧悒者振作精神,即为喜胜悲忧之法。

5. 悲胜怒

肝志为怒。大怒则肝气横逆,气血并走于上,表现为烦躁冲动、面赤头痛、眩晕耳鸣,甚而吐血、昏厥等症状。悲则气消,可顿挫其激扬之势而建清肃之功,故曰"悲胜怒"。值其嗔怒之际,医生应晓之以理,动之以情,极尽宽慰劝解之能事,令其感动而泣,则恚气多可随之而泄。

在运用本疗法前,应对患者的生活环境、心理情感特征等有深入的观察和了解,仔细分析其发病原因和异常情态反应,结合脏腑气血虚实病机,以确定治疗方案。在通晓中医阴阳五行理论、熟知生克制化关系的基础上,临证须审时度势,善思用智,才能根据情志胜制法巧妙构思,切中病情。

第八节 音乐疗法

根据《内经》所述,天有五音:角、徵、宫、商、羽。地有五行:木、火、土、金、水。人有五脏:肝、心、脾、肺、肾。五脏所藏:肝藏魂,心藏神,脾藏意,肺藏魄,肾藏志。五音与五脏相应,是音乐治疗疾病的重要原理。

根据患者对应的五行属性选择相应的五音进行治疗。

一、五音的分类

1. 木音(角声)

木音为古箫、竹笛等乐,入肝胆之经,主理肝脏、胆囊的健康。古箫、竹笛的原始之声,舒展、深远、悠扬,飘逸若仙,高而不亢,低而不壅,连绵不断,表示古木带来春天。

以木所制作的乐器,如木鱼、古箫、竹笛的声波量进入肝、胆之经,可疏肝利胆,保肝养目。医典理论:木音为角,对应人体的肝、胆,清凉祛火。所以夜间休憩时木音可以疏泄肝胆的火热瘀积,有助于安神,对于容易疑神疑鬼、精神不安的人也很好。听木音,可以移转性情,安魂定魄,消除失眠,增强精神,让心身合一,重新找到原始平和的人性。

2. 火音(澂声)

火音为古琴、小提琴等丝弦乐,入心经与小肠经,主理小肠和心脏健康。古琴奏鸣了远古的回音,有轰然绵延的特点。火是万物的动力,代表心脏,有热量,丝弦的声音可拨动人的心弦。《内经》认为火音通心经,疏导小肠经,心藏神,心主神明。丝音调理神志,疏导血脉,疏通小肠,祛除毒伤。聆听火音可以调节心、小肠处在沉稳和谐的生理状态之中。

3. 土音(宫声)

土音为古埙、笙竽、葫芦笙等乐,入脾经与胃经,主理脾胃的健康。我国《东巴经》记载人类在远古形成:"先有佳音,后有佳气。"地球形成之后,先有各种声音的形成,土音是万物化生成形的元音动力。动、植物由单细胞进化形成,代表新生命即将诞生,佳音在先而佳气随后推动着大自然的变迁和动植物的生发蜕化。10万年前中国山西即有石埙出现,说明当时人类已经懂得使用石埙来放松身心。土生万物,通八方,通天通地,加上下为十方,都可以贯通。考古学家已经印证"原始先人吹埙,群民围构火而听"的传说,古埙、笙竽、葫芦笙等土音,对脾胃有极佳的理疗养生功能。

4. 金音(商声)

金音为编钟、磬、锣等乐,入肺经与大肠经,主理肺和大肠的健康。金属、石制品的古乐器如编钟、磬、锣鼓、铃声、长号、三角铁等,发出的浑厚清脆之声为金音。

远古的歌声,从中国西部喜马拉雅山与黄土高原以及黄河中下游悠扬唱出华夏文明之乐,声声连绵不断地回荡在天地间,其势高昂、起伏委婉、震荡心肺,帮助人们扩充肺腑,加大肺活量,吸纳大量的氧气。科学家研究发现,人们呼吸加深,肺活量充足,吸入氧气增多,负粒子会随之增多。研究证实负离子可延续细胞活性功能,促进人体免疫力。再者,肺活量加大有助于体内气血运行与代谢功能。从而达到强肺强魄,驱逐恶疾与后患,增强生命体质的目的。

5. 水音(羽声)

水音为鼓、水声等乐,入肾经与膀胱经,主理肾脏与膀胱的健康。水是万物之本;水主肾,是生命之根,肾气蒸发,天地能量合成,水音代表生命之源。水声的声波能强壮肾功能,刺激肾上腺分泌,有利于泌尿系统代谢功能,平衡免疫系统,提高生命品质,这样可以开发智力与志向,发展更高的生活理想。人们敲锣打鼓,乐声喧天,综合了音乐的能量,鼓声振发先天肾脏之气,能量延绵不断,疏通肾经,促使泌尿系统与性功能发达。金生水,水多就能壮肾、旺肝,肝木和谐共鸣,水火既济相融,使心志通畅,欢乐体壮。

二、操作要点

要了解养生保健音乐乐先药后的五音治五脏的原理,音疗内容总以音乐为主题,取材于自然音乐,在角、徵、宫、商、羽基础上形成的各种韵曲(调),各种曲调的变化关系以阴阳升降为基本形式。

音疗时要做到松静自然,意音相随,老少皆宜,坐卧均可,不受时空的限制。放松:要做到肢体放松,经脉放松,神经系统同样放松。入静:要心静神净,心意须静,心无得失,恬静寡欲,心平可致气和,心旷神怡,由意而形,自必延年。自然:呼吸和意识活动都必须在自然而然的前提下进行,不可勉强。

第四章
中医妇科临证病案举隅

第一节 月经病

一、月经先期

病案一

姚某,女,46,已婚,2022年2月28日前来就诊。

现病史:月经提前7天以上,月经量少,色红,头晕手麻,经行头痛,素日易神疲乏力,少气懒言,手足心热,心烦失眠,脉弦细减,舌红苔可。

辨证:气阴两虚。

治法:补气养阴。

方药:补中益气汤合贞元饮加减。黄芪12 g、白术10 g、陈皮10 g、升麻9 g、柴胡12 g、党参10 g、当归15 g、熟地黄20 g、炙甘草6 g。7剂,水煎服,日1剂,早晚分服。

二诊(3月21日):头晕手麻减,左手几乎不麻脉弦细减,舌红苔可,嘱原方继服7日。

三诊(3月28日):诸症消失,脉象缓和。

后经回访,患者月经正常。

[按语] 月经周期提前7天以上,甚至10余天一行,连续3个周期以上者,称为月经先期,亦称经期超前、经行先期、经早、经水不及期等。月经先期属于以周期异常为主的月经病,《妇人大全良方·调经门》指出本病病机是"过于阳则前期而来",《普济本事方·妇人诸疾》进一步提出"阳气乘阴,则血流散溢……故令乍多,而在月前"。后世医家多宗"先期属热"之说,如朱丹溪有"经水不及期而来者,血热也"的见解。《万氏妇人科·调经章》分别将"不及期而经先行""经过期后行""一月而经再行""数月而经一行"等逐一辨证论治,为月经先期作为一个病证开创了先例。《景岳全书·妇人规》提出气虚不摄也是导致月经先期的重要发病机制,指出"若脉证无火而经早不及期者,乃其心脾气虚,不能固摄而然"。《傅青主女科·调经》也提出"先期而来多者,火热而水有余也",并根据月经量的多少以辨血热证之虚实。

该患者脉弦细减,提示为虚证;素日易神疲乏力,少气懒言,提示气虚,气虚无法濡养,统摄无权,故头晕手麻;手足心热,心烦失眠,提示为阴虚,阴虚产生虚火,扰动冲任,血海不宁,故月经周期提前,方用补中益气汤补益脾气,贞元饮滋阴补益肝肾。辨证准确,效果显著。

注:本书中脉象"减"即脉势较常人衰减、减弱之意。

病案二

赵某,女,34岁,2024年6月9日就诊。

现病史:末次月经6月7日,经期提前1周,连续提前3个周期,有血块;神疲乏力,睡眠欠佳,多梦,纳差,脉细数减,舌可。

辨证:脾气虚。

治法:补脾益气,摄血调经。

方药:补中益气汤加减。黄芪12 g、白术10 g、陈皮10 g、升麻10 g、柴胡12 g、党参10 g、炙甘草6 g、当归10 g、黄芩10 g、生地黄10 g、淡竹叶10 g。7剂,水煎服。

此方服完复诊时症状消失,嘱停药。

[按语] 脉细数减,提示气血亏虚,兼有少量热;气血亏虚,不足以摄血,则经期提前;气血亏虚,不能濡养周身,则见纳差,神疲乏力,继而睡眠欠佳;热扰心神,亦见睡眠欠佳。方用补中益气汤加黄芩、淡竹叶清热。

第四章　中医妇科临证病案举隅

病案三

赵某,女,36岁,2024年4月11日就诊。

现病史:末次月经4月8日,经期7~8天,提前5天,月经周期28天。脉细滑尺减,舌尖红。

辨证:血虚肝郁。

治法:补血活血,调经养肝。

方药:四物汤加减。生地黄15 g、熟地黄10 g、白芍10 g、赤芍10 g、当归10 g、川芎9 g、柴胡12 g、玄参10 g、淡竹叶10 g、墨旱莲20 g、益母草10 g。7剂,水煎服,服完复诊。

二诊、三诊方予以逍遥散加减。当归15 g、白芍12 g、柴胡12 g、茯苓10 g、白术10 g、炙甘草10 g、生姜10 g、薄荷10 g、生地黄15 g、熟地黄10 g、淡竹叶10 g、墨旱莲20 g、益母草10 g。各7剂,水煎服。

此方服完症状消失,嘱停药。

[按语]　月经先期,脉细滑尺减,提示血虚肝郁;舌尖红,提示有郁热,方用四物汤,治疗1周后予以逍遥散加生地黄、淡竹叶清少量余热。服药3周后症状消失。

二、月经后期

病案一

刘某,女,39岁,已婚,2020年8月31日前来就诊。

现病史:月经延后,末次月经8月30日,经血量可,色暗红,有少量血块,无痛经,寐可,纳差,神疲乏力,少气懒言,脉弦减,舌淡暗苔白。

辨证:气虚血瘀阻。

治法:补益中气,活血化瘀。

方药:补中益气汤合生化汤加减。黄芪30 g、白术10 g、陈皮10 g、升麻9 g、柴胡9 g、党参10 g、炙甘草6 g、当归15 g、川芎10 g、桃仁10 g、炮姜10 g。7剂,水煎服,日1剂,早晚分服。

二诊(9月7日):睡眠好转,饮食可,舌淡苔白,脉弦略减。嘱原方继服7日。

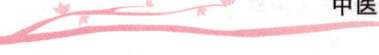

三诊(9月14日):诸症消失,舌可,脉象缓和。嘱停药。后回访,月经正常。

[按语] 月经周期延长7天以上,甚至3~5个月一行,连续出现3个周期以上,称为月经后期,亦称经行后期、月经延后、经迟等。青春期月经初潮后1年内,或围绝经期,周期时有延后,而无其他证候者,不作病论。本病首见于《金匮要略·妇人杂病脉证并治》温经汤条下谓"至期不来"。《妇人大全良方·调经门》言:"过于阴则后时而至。"认为月经后期为阴盛血寒所致。《丹溪心法·妇人》中提出"血虚""血热""痰多"均可导致月经后期,薛己、万全、张景岳等更提出了"脾经血虚""肝经血少""气血虚弱""气血虚少""气逆血少""脾胃虚损""痰湿壅滞""水亏血少,燥涩而然""阳虚内寒,生化失期"等月经后期的发病机制。并提出补脾养血、滋水涵木、气血双补、疏肝理气、导痰行气、清热滋阴、温经活血、温养气血等治法和相应的方药。

该患者脉弦减,可提示为虚证。月经色暗红,有少量血块,舌淡暗苔白可提示为瘀血,神疲乏力,少气懒言,纳差可提示为气虚,故可诊断为气虚不摄伴瘀阻滞而不循经所导致的月经后期。故用生化汤来养血祛瘀,补中益气汤来补益中气。辨证准确,效果显著。

病案二

齐某,女,46岁。10月1日就诊。

现病史:月经8日未至,腰痛,恶寒,牙痛,口腔溃疡,舌嫩,脉尺沉弱,寸关略滑。

辨证:肾虚夹湿。

治法:祛湿助阳。

方药:肾气丸加减。桂枝12 g、巴戟天6 g、附子6 g、山药10 g、熟地黄12 g、白芍12 g、泽泻15 g、茯苓20 g。7剂,水煎服,日1剂,早晚分服。

服药第3日告知月经已来潮,继续服用。

[按语] 寸关略滑,牙痛,口腔溃疡,提示上焦有热;腰痛,怕冷,尺脉沉弱,提示下焦阳虚。寒热"上下不一主从下",故治疗以下焦为主,方以肾气丸加减,引火归元。又肾主水,肾虚则易出现水湿之邪,故在肾气丸中加茯苓、泽泻以利水渗湿。

病案三

段某,女,36岁,已婚,2023年4月1日前来就诊。

现病史:2年前月经不调,近2年无碍,近日又月经延后,经血量少,色暗红,无血块,急躁易怒,善太息,胸胁、乳房胀痛,经前加重,舌暗苔黄,脉弦细尺弱。

辨证:肝郁肾虚血瘀。

治法:疏肝理气,补肾养血。

方药:黑逍遥散加减。熟地黄30 g、当归15 g、山茱萸20 g、枸杞子10 g、白芍12 g、柴胡9 g、茯苓20 g、白术10 g、炙甘草6 g、生姜10 g、大枣10 g。7剂,水煎服,日1剂,早晚分服。

二诊(4月1日):舌淡,苔薄黄,脉弦减尺弱,嘱原继服14日。

三诊(4月20日):月经来潮1日,经量正常,色红,无血块,余症好转,舌可,脉象缓和,嘱停药。

2个月后回访,月经恢复正常。

[按语] 该患者既往有月经不调病史,现月经延后,量少,色暗红,急躁易怒,善太息,胸胁、乳房胀痛,经前加重,舌暗苔黄,脉弦细尺弱,可将其诊断为月经后期之肝郁肾虚血瘀证,治疗应疏肝理气、补肾养血,方选黑逍遥散加减。

病案四

赵某,女,23岁,未婚,2022年12月10日前来就诊。

现病史:月经延后,多则3个月一行,少则40余天一行,量可,色淡,无血块,失眠健忘,纳差,面色无华,情志不舒,脉弦细减,舌红苔白少。

辨证:肝郁血虚。

治法:养血调经。

方药:黑逍遥散加减。熟地黄30 g、当归15 g、白芍12 g、川芎10 g、柴胡12 g、茯苓15 g、白术10 g、炙甘草6 g、生姜10 g、大枣10 g。7剂,水煎服,日1剂,早晚分服。

二诊(12月18日):月经来潮2日,量少,有血块,舌淡苔白,脉弦滑尺弱。予以贞元饮加清热散结之品。熟地黄60 g、当归20 g、金银花10 g、连翘

15 g、白芥子 12 g、白芍 12 g、丹参 10 g、益母草 10 g。

服药半月后回访,月经已恢复正常,嘱停药。

[按语] 黑逍遥散是中医的常用方剂之一,多用于妇科、内科疾病中,对肝郁脾虚证具有良好的疗效。黑逍遥散功能疏肝解郁、养血健脾,主治肝郁血虚证,症见头晕目眩、头痛、两胁疼痛或不舒,女性可有乳房胀痛,胃纳不佳,大便溏泄,脉弦细或弦虚,舌质淡红,苔薄白等。方中以柴胡疏肝解郁为主,当归、白芍养血调肝,白术、茯苓健脾利湿,熟地黄益精填髓,甘草调和诸药,或加薄荷辛凉、生姜辛温助柴胡以疏解肝郁为药引。

该患者脉弦细减,舌红苔白少,兼有情志不舒、失眠健忘、纳差、经期乳房胀痛等症状,治以养血调经,方用黑逍遥散。二诊,脉转数,尺脉弱,兼有结节,于贞元饮中加入清热散结之品。后回访,月经正常。

病案五

张某,女,33 岁,2024 年 4 月 11 日来诊。

现病史:月经延后 50 余天,B 超显示卵泡成熟较晚,排卵较常人晚,脉弦滑尺弱,舌可。

辨证:肝郁肾虚。

治法:疏肝解郁,补肾填精。

方药:六味地黄丸加减。山药 15 g、山萸肉 18 g、熟地黄 20 g、泽泻 10 g、茯苓 10 g、牡丹皮 10 g、黄芪 10 g、白术 10 g、女贞子 10 g、菟丝子 10 g。7 剂,水煎服,日 1 剂,早晚分服。

二诊(4 月 21 日):月经仍未至,烦躁,脉弦滑稍数减,舌可。方以黑逍遥散加减。当归 10 g、白芍 10 g、柴胡 9 g、茯苓 10 g、白术 10 g、炙甘草 6 g、生姜 6 g、大枣 10 g、薄荷 6 g(后下)、牡丹皮 6 g、熟地黄 20 g、女贞子 20 g。7 剂,水煎服,日 1 剂,早晚分服。

三诊至六诊:六味地黄汤加减。

后回访,月经正常,嘱停药。

[按语] 该患者脉弦滑尺弱,月经延后 50 余天,排除早孕,诊断为月经后期,辨证为肝郁肾虚,即肝的疏泄功能失常,肾虚不能化生精血,治疗选用六味地黄丸加减。二诊脉由弦滑尺弱变为弦滑稍数减,说明肾精得到一定补充,尺脉逐渐恢复正常,改用黑逍遥散加大疏肝养血的力量,7 剂后肝郁消

失。三诊后方予六味地黄丸加减以填补肾精,精血充足,血满自溢,月经恢复正常。

三、月经过多

病案

陈某,女,41岁,2024年7月9日就诊。

现病史:子宫内膜增厚,内膜厚约16 mm(7月6日检查),子宫增大,回声均匀。月经量过多,动则更甚,脉沉涩,舌暗。

辨证:瘀血阻滞。

治法:活血化瘀痛经。

方药:血府逐瘀汤加减。生地黄15 g、桃仁10 g、红花10 g、当归10 g、柴胡12 g、赤芍10 g、桔梗10 g、炙甘草6 g、枳壳10 g、柴胡12 g、川芎10 g、川牛膝10 g。7剂,水煎服。

二诊至四诊均予以血府逐瘀汤加减。2024年8月15日复查子宫内膜已恢复正常。月经经量亦正常。

[按语] 脉沉涩,提示瘀血不能及时排出,导致子宫内膜增厚,继而月经量过多。方用血府逐瘀汤加减,服药月余,子宫内膜恢复正常。

四、月经过少

病案一

关某,女,23岁。2月16日因"月经量少"就诊。

现病史:月经量少,血块多,色深,寐浅易惊醒,食欲可,大便偏干,小便频,舌嫩略紫有瘀斑,苔中白厚,脉缓略濡。

辨证:血瘀湿滞。

治法:活血化瘀,利水渗湿。

方药:桂枝茯苓丸加减。桂枝12 g、茯苓20 g、桃仁15 g、赤芍12 g、牡丹皮10 g、芡实10 g。7剂,水煎服,日1剂,早晚分服。

该患者以桂枝茯苓丸加减治疗2个月,月经血块近消,量增多,其余无不适,嘱停药。

[按语] 脉濡缓,舌紫有瘀斑,首先考虑血瘀湿滞,故用桂枝茯苓丸加减治疗。临床常用"小肠主液""利小便以实大便"来治疗便溏,该患者亦可用"利大便以缩小便"来治疗水湿,故用芡实来缩小便,通大便。

病案二

郭某,女,27岁。5月26日因"月经量少、延后"就诊。

现病史:月经量少,2个月一行,略有血块,痛经,纳可,大便可,寐可,多梦,舌嫩,脉濡数。

辨证:湿热瘀阻。

治法:清热化湿逐瘀。

方药:温胆汤加减。茯苓15 g、清半夏10 g、甘草10 g、枳实6 g、竹茹10 g、陈皮10 g、生姜10 g、大枣10 g、牡丹皮10 g。7剂,水煎服,日1剂,早晚分服。

该患者以温胆汤加减治疗3个月余,其间增加活血之桃仁、红花,后无不适,遂嘱停药。

[按语] 脉濡数,月经量少,有血块,首先考虑湿热瘀阻;多梦,提示病证影响肝胆,故用温胆汤加减治疗;又因月经有血块,故加牡丹皮凉血活血。此月经量少,不可认定为血虚,因脉有力,且不细,故不是血虚。而月经量少主要原因为湿热瘀阻,脾运化功能降低,气血生成受阻。找到主要原因,解决主要矛盾,其余症状自可减轻或消失。

病案三

左某,女,36岁。1月14日因"月经量少"就诊。

现病史:月经量少,伴腰痛,凌晨2点易醒,恶寒,舌胖大苔略腻,脉沉细弱略濡。

辨证:血虚寒湿阻滞。

治法:温阳活血补血,祛湿散结。

方药:当归四逆汤加减。当归30 g、赤芍10 g、桂枝10 g、细辛6 g、炙甘草6 g、木通3 g、炒白芥子6 g。7剂,水煎服,日1剂,早晚分服。

该患者以当归四逆为汤主,加减治疗3个月余,除偶有腰痛外,无其他不适,遂嘱停药,立冬时节再行复诊。

[按语] 脉沉,提示气机郁滞;脉细,提示血虚;脉弱兼怕冷,提示阳虚;脉濡,提示有湿,故该患者为血虚有寒有湿,方以当归四逆汤加减。方中当归、芍药补血活血,桂枝、细辛温阳散寒,桂枝、炙甘草温阳,木通祛湿,炒白芥子祛痰散结,全方温阳补血,活血通经,祛湿散结,方证对应,所需要者时间也,加减三月余痊愈。

病案四

李某,女,45岁,2023年11月1日就诊。

现病史:末次月经10月22日,月经量少,经色偏暗,周期正常,伴双下肢酸胀,右侧尤甚,全身乏力,面有斑,寐差,便秘,小便可,脉沉涩减,舌质暗。

辨证:气虚血瘀。

治法:补脾益气,活血化瘀。

方药:补中益气汤加减。黄芪10 g、白术10 g、陈皮6 g、升麻9 g、柴胡9 g、党参10 g、炙甘草6 g、当归10 g、桃仁10 g、红花6 g。7剂,水煎服,日1剂,早晚分服。

二诊(11月9日):睡眠改善,自诉欲长出气,背部发紧,脉沉滑减尺弱。原方加熟地黄10 g,7剂,水煎服,日1剂,早晚分服。

三诊(11月15日):睡眠改善明显,双下肢酸胀稍改善,全身乏力减轻,欲长出气消失,背部已不发紧,脉沉滑减。二诊方加川芎10 g、桂枝10 g,7剂,水煎服,日1剂,早晚分服。

四诊(11月23日):已无明显其他不适,患者自诉11月21日来经,经量增多至正常,经色正常,脉滑减。

[按语] 任、督、冲脉同起于胞中,储藏气血,天癸调节月经按时来经,血满自溢。该患者月经量少,脉减,提示虚证,气血不足;脉涩,提示有瘀血。气血不足,瘀血堵塞,故而月经量少,久之甚则经闭,卵巢早衰。同时气血不足,心神不养,且不能濡养周身,则会出现乏力、小腿酸胀,睡眠质量差。方用补中益气汤加桃仁、红花等活血之品,补脾升提,疏通道路,血满自溢,同时其他症状也会自然消除。

病案五

朱某,女,32岁。2024年6月11日就诊。

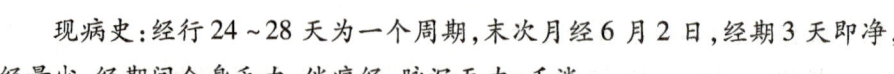

现病史:经行 24～28 天为一个周期,末次月经 6 月 2 日,经期 3 天即净,经量少,经期间全身乏力,伴痛经,脉沉无力,舌淡。

辨证:气血两虚兼肾虚。

治法:健脾益气,活血止痛。

方药:黑逍遥散加减。熟地黄 15 g、当归 10 g、白芍 10 g、柴胡 9 g、茯苓 10 g、白术 10 g、炙甘草 6 g、炮姜 10 g、肉桂 10 g、小茴香 10 g。7 剂,水煎服,日 1 剂,早晚分服。

二诊(6 月 19 日):脉细尺弱。上方去肉桂、小茴香,加延胡索、三棱、莪术各 10 g。继服 7 日。

三诊(6 月 29 日):月经复至 1 日,上方继服 7 日。

7 月 3 日回访,患者反馈经期延长至 6 天,经量增多至正常,无乏力,无痛经。

[按语] 月经量少,脉沉无力,提示气血两虚兼肾虚。气血两虚,不足以濡养周身,可见乏力。方用黑逍遥散加减,1 周后肾虚症状减轻,去肉桂、小茴香,加延胡索、三棱、莪术等活血止痛之品,辨证准确,3 周后诸症消失。

病案六

闫某,女,38 岁,已婚,2021 年 7 月 11 日前来就诊。

现病史:月经量少,1 日即尽,急躁易怒,每常与丈夫争执,多生闷气,经期常伴有乳房胀痛、腹痛等症状,脉弦数涩滞,舌红苔少。

辨证:肝郁脾虚。

治法:疏肝解郁,健脾益气。

方药:逍遥散加减。当归 20 g、熟地黄 20 g、白芍 12 g、柴胡 12 g、茯苓 15 g、白术 10 g、生姜 10 g、炙甘草 6 g、大枣 10 g、白芷 10 g。14 剂,水煎服,日 1 剂,早晚分服。

上方连服月余,月经量稍多,但伴有血块,脉转弦滑稍涩,方用血府逐瘀汤加减,疏肝理气、活血化瘀。症状大减,嘱停药。

[按语] 妇人之病多因血气与情志,辨证多责之肝、脾。

肝主调节精神情志。肝的疏泄与藏血功能对人体的气血平和、情志条达具有重要调节作用。女性易为情志所伤,致肝气不舒、气机瘀滞。正如《备急千金要方》云:"女子嗜欲多于丈夫,感情倍于男子,加以慈恋爱憎、嫉妒忧恚、染着坚牢,情不自抑。"

脾为后天之本,气血生化之源,脾气健运,气血充盛,脏腑官窍才能得到充足营养并发挥生理功能。《景岳全书·妇人规》云:"调经之要,贵在补脾胃以资血之源,养肾气以安血之室。知斯二者,则尽善矣。"脾藏意、主思虑。正常思虑对人体无不良影响,但思虑过度或所思不顺遂,易致气滞或气结,妨碍脾的运化功能。若素体血虚或思虑过度,劳倦伤脾,气血生化不足,气血虚弱,冲任匮乏,可使月经经期延后或量少。

该患者辨证为肝郁脾虚,方用逍遥散,疏肝理气,健脾益气。上方连服月余,月经量稍多,但伴有血块,脉转弦滑稍涩,方用血府逐瘀汤,疏肝理气,活血化瘀。

病案七

薛某,女岁,32,已婚,2020年7月1日前来就诊。

现病史:月经量少,脉弦细尺弱,舌淡苔可。

辨证:肾亏血虚。

治法:补肾养血。

方药:阳和汤加减。熟地黄20 g、鹿角胶10 g、桂枝12 g、干姜6 g、麻黄10 g、白芥子10 g、当归15 g、白芍12 g。14剂,水煎服,日1剂,早晚分服。

二诊:服药15天,经期痔疮出血。予黑逍遥散合凉血止血之品。熟地黄30 g、当归15 g、白芍12 g、柴胡9 g、茯苓20 g、白术10 g、炙甘草6 g、地榆10 g、槐花10 g、生地黄20 g、大枣10 g、侧柏叶10 g、丹参10 g、黄芪12 g。

服药月余回访,经期及经量正常,无其他不适,脉象缓和,嘱停药。

[按语] 阳和汤出自《外科证治全生集》,有温阳补血、散寒通滞的功能。临床运用阳和汤并不限于外科阴疽,亦可用于妇科、内科等多种疾病。原方中熟地黄、鹿角胶性虽滋腻,但炮姜、麻黄、肉桂性升散,故合而成方,则补血气而不滞胃肠,通经脉而不散阳气。

该患者脉弦细尺弱,月经量少,"精满则溢",但肾精不足,月经自然难以增多,方用阳和汤温阳养血。连服月余,月经量有所增加。后痔疮出血,脉弦滑减稍数,方用黑逍遥散加减舒肝健脾,加熟地黄益精填髓,加地榆、槐花、侧柏叶等凉血止血,效佳。

五、经间期出血

病案

韩某,女,40岁,2024年1月10日就诊。主诉:备孕。

现病史:末次月经11月份(具体日期不详),经间期出血,经量少,经期3~5天,子宫内膜息肉样变,未生产,带下有异味。脉细涩尺弱,舌淡。

辨证:肾虚血瘀。

治法:补肾活血化瘀。

方药:黑逍遥散加减。生地黄20 g、熟地黄20 g、白芍10 g、川芎10 g、当归15 g、柴胡12 g、茯苓10 g、白术10 g、炙甘草6 g、生姜10 g、墨旱莲20 g、山萸肉10 g、川牛膝15 g、五味子6 g。7剂,水煎服。

一诊至六诊继服上方。

七诊:诉已无不适,无经间期出血,脉滑尺减,舌可。继服黑逍遥散加减,诸症消失,嘱停药。

[按语] 脉细涩尺弱,提示肾气亏虚兼血瘀。气血不足,不能固摄血液,导致经间期出血。方选黑逍遥散加山茱萸、墨旱莲以补肾,加川芎以活血。七诊后已无经间期出血,效果显著。

六、崩漏

病案一

陈某,女,16岁,2024年2月2日来诊。

现病史:2月19日起月经淋漓,赤带,痛经,需服延胡止痛片,伴脱发,1个月余体重减轻5 kg余,大便不成形,怕冷,出虚汗,头晕,常头痛,寐差,多梦,脉弦细减,舌淡苔白。

辨证:脾虚,气血亏损。

治法:健脾益气养血。

方药:补中益气汤合理阴煎加减。黄芪12 g、白术10 g、党参10 g、炙甘草6 g、柴胡9 g、升麻9 g、当归12 g、陈皮6 g、熟地黄20 g、肉桂6 g(后下)、白芍12 g。14剂,水煎服,日1剂,早晚分服。

二诊:原方继服7日。

回访,诉痊愈,嘱停药。

[按语] 该患者脉弦细减,兼大便不成形,怕冷,出虚汗,夜寐差,提示脾虚,心神失养;痛经,头痛,为气血生化不足、不能濡养而导致的"不荣则痛";月经淋漓不尽,赤带,为气虚不固。方用补中益气汤健脾益气;尺脉弱,伴有经期腰酸腰疼,加理阴煎补肾填精,温阳。

病案二

梁某,女,35岁,2023年10月23日来诊。

现病史:素日月经量少,黑褐色。本次月经10日前来潮,有褐色分泌物,至今月经淋漓,急躁易怒,夜睡晚,偶有心悸,口中异味,便秘,脉弦细数减,舌可。

辨证:肝郁血虚内热。

治法:疏肝养血清热。

方药:丹栀逍遥散合四物汤加减。牡丹皮10 g、生地黄10 g、栀子10 g、当归10 g、熟地黄10 g、白芍10 g、茯苓10 g、柴胡6 g。3剂,代茶饮,日1剂。

此方服完痊愈,嘱停药。

[按语] 该患者脉弦细数减,素日月经量少,易躁易怒,辨证为肝郁血虚内热。肝血不足,则月经量减少;肝失疏泄,不能调节精神情志,则患者易躁易怒。方选丹栀逍遥散清肝热、解肝郁。月经淋漓不尽必然导致血虚,因此,在丹栀逍遥散的基础上合四物汤补血调血。

病案三

陈某,女,31岁,已婚,2022年12月7日前来就诊。

现病史:月经淋漓不尽,量少无腹痛,腰痛,寐差,疲乏,午后乏力更甚。面部痤疮,不红肿,目赤。食多但瘦。脉无力稍涩,舌淡暗苔白。

辨证:脾不统血。

治法:健脾益气。

方药:补中益气合生化汤加减。黄芪30 g、白术20 g、陈皮10 g、升麻9 g、柴胡12 g、党参10 g、炙甘草6 g、当归15 g、川芎10 g、桃仁10 g、炮姜

10 g。7 剂,水煎服,日 1 剂,早晚分服。

二诊(12 月 14 日):血止寐安,疗效尚佳,面部痤疮减少,午后乏力,甲状腺功能异常,脉沉滑减,舌可。予上方去炮姜。

三诊(12 月 21 日):午后乏力症状消失,复查甲状腺功能已有好转,脉弦滑减,舌可,予补中益气汤加减。黄芪 30 g、黄芩 10 g、白术 20 g、陈皮 10 g、升麻 9 g、柴胡 12 g、党参 10 g、当归 15 g、炙甘草 6 g。

服药 1 个月后回访,各项不适都已恢复正常,脉象缓和,嘱停药。

[按语] 该患者月经淋漓不尽,兼有寐差、疲乏,午后乏力更甚,面部痤疮,不红不肿,脉无力稍涩,辨证为气虚不固。阳气虚弱,甚至难以托疮而出,所以面部痤疮不红不肿。此时急需健脾益气升提,切不可急急塞流,故用补中益气汤合生化汤。二诊,症状大减,脉象沉滑减,去炮姜之温燥防其上火。三诊症状几无,脉大有好转,予补中益气健脾益气升提,连服 1 个月,脉象平稳,嘱停药。

病案四

张某,女,22 岁,2023 年 2 月 27 日来诊。

现病史:月经淋漓不尽 15 天,脉滑数尺旺。

辨证:血虚有热,相火妄动。

治法:养血清热。

方药:当归散加知母、黄柏。知母 10 g、黄芩 10 g、黄柏 10 g、白术 10 g、生地黄 10 g、白芍 12 g、当归 15 g、川芎 10 g、熟地黄 10 g、半夏 10 g。7 剂,水煎服,日 1 剂,早晚分服。

二诊(3 月 6 日):月经已止。

[按语] 脉滑数尺旺,说明有热扰;月经淋漓 10 余日不止,热迫血行,尺旺,说明相火妄动;君火以明,相火以位,相火不在其位,妄动入血分,动血,迫血妄行,导致崩漏。方用《金匮要略》当归散养血清热,加知母、黄柏清泻相火,热得以除,血得以止。

病案五

李某,女,41 岁,2023 年 4 月 13 日就诊。

现病史:月经淋漓不尽 17 天,伴全身乏力,自觉舌干、有刺,脉细涩无力,舌淡暗。

辨证:气虚血瘀。

治法:补气活血。

方药:补中益气汤加减。黄芪10 g、白术10 g、陈皮6 g、升麻9 g、柴胡9 g、党参10 g、炙甘草6 g、当归10 g、熟地黄15 g、三七粉10 g(冲服)。7剂,水煎服,日1剂,早晚分服。

4月18日患者反馈月经已止,嘱其将药服完再行复诊。

[按语] 月经淋漓不尽17天是"漏"。脉细涩无力,辨证为气虚血瘀。气虚则不固摄,月经淋漓;气虚不能濡养肌肤,出现乏力。方用补中益气汤补气升提,加三七活血止血,用药5天后血止。

病案六

王某,女,31岁,2024年5月3日就诊。

现病史:月经17天未净,经量大,色黑,头晕,左下腹痛,脉细滑减,舌淡胖。

辨证:血虚肝郁。

治法:养血疏肝,益气止痛。

方药:逍遥散加减。黄芪12 g、当归10 g、白芍10 g、柴胡12 g、茯苓10 g、炙甘草6 g、生姜10 g、薄荷10 g、赤芍10 g、延胡索10 g、川芎9 g、生地黄15 g。7剂,水煎服。

服药第5天,患者反馈已止血,嘱继续服用。

[按语] 血虚故脉细;脉减,则提示阳气不足,不能濡养机体,出现头晕、左下腹疼痛;气不固摄,导致月经淋漓不尽。方用逍遥散加黄芪以补气,加延胡索、川芎以止痛。

七、闭经

病案一

李某,女,47岁,已婚,2022年2月4日前来就诊。

现病史:闭经3个月余,舌淡苔可,脉濡细弱尺沉。

辨证:肾虚,湿瘀阻滞。

治法：活血化瘀，补肾祛湿。

方药：五子衍宗丸合桃红四物汤加减。熟地黄30 g、当归20 g、白芍12 g、泽泻15 g、茯苓20 g、菟丝子20 g、女贞子20 g、覆盆子10 g、黄芪12 g、白术10 g、桃仁10 g、红花12 g。7剂，水煎服，日1剂，早晚分服。

二诊（2月11日）：舌淡苔可，脉濡细减。嘱原方熬膏，继续服用1个月。

三诊（4月8日）：月经此期间来潮，舌淡苔可，脉象缓和。原方继服7日后停药。

2个月后回访，患者月经恢复正常。

[按语]《素问·阴阳别论》曰："二阳之病发心脾，有不得隐曲，女子不月。"《素问·评热病论》曰："月事不来者，胞脉闭也，胞脉者属心而络于胞中，今气上迫肺，心气不得下通，故月事不来也。"历代医家对本病的病因病机和证治多有论述，其病因病机无外乎虚实两类，虚者多因精血匮乏，冲任不充，血海空虚，无血可下；实者多为邪气阻隔，冲任瘀滞，脉道不通，经不得下。

该患者舌淡，脉细弱，提示气血不足；脉濡，可知其有湿。患者47岁，《素问·上古天真论》言"七七，任脉虚，太冲脉衰少，天癸竭，地道不通，故形坏而无子也"，可知该患者已至七七之间，天癸将绝，故而尺脉弱。综上所诉，辨证为肾虚，湿瘀阻滞。治疗应活血化瘀，补肾祛湿。方选五子衍宗丸合桃红四物汤加减。

病案二

杨某，女，45岁，2023年6月10日来诊。

现病史：患末次月经3月1日，至今未至，其间进行黄体酮注射治疗，亦未至。右膝疼痛，脉沉无力，舌淡。

辨证：肾虚水饮。

治法：温补肾阳，利水化饮。

方药：真武汤加减。白术10 g、黑顺片30 g（先煎）、桂枝10 g、炙甘草6 g、生姜10 g、大枣10 g、干姜10 g、防己10 g。7剂，水煎服，日1剂，早晚分服。

二诊（6月17日）：月经仍未至，右膝已不痛，脉沉滑减尺弱。辨证为血虚血瘀兼阳虚。给予桃红四物汤加附子等温阳之品。熟地黄20 g、当归

20 g、白术 10 g、炮附子 10 g(先煎)、桂枝 10 g、炙甘草 6 g、防已 10 g、生姜 10 g、红花 10 g、桃仁 10 g。5 剂,水煎服,日 1 剂,早晚分服。

三诊(6 月 23 日):月经已至 2 天。

[按语] 该患者脉沉无力,月经 2 个月未至,考虑为肾虚不能化生精血,同时有水饮阻滞,道路不通。初诊后脉滑减尺弱,脉由无力变为滑减,说明气血已经补足;二诊时再加养血之品补足气血,桃仁、红花之品活血疏通道路,血满自溢,月经在服药后 10 余日来潮,效果显著。

病案三

田某,女,30 岁,2023 年 7 月 5 日就诊。

现病史:月经半年未至。素日周期紊乱,时而提前,时而延后,时而正常,时而数月不至,经行腹痛,腰痛。脉沉稍涩尺弱。

辨证:肾虚血瘀。

治法:补肾养血,活血化瘀。

方药:黑逍遥散加减。熟地黄 15 g、当归 10 g、白芍 10 g、柴胡 9 g、茯苓 10 g、白术 10 g、炙甘草 6 g、桑寄生 15 g、莪术 10 g、三棱 10 g。7 剂,水煎服,日 1 剂,早晚分服。

二诊(7 月 13 日):月经未至,脉沉滑涩尺稍弱。上方加桃仁 10 g、红花 10 g。7 剂,水煎服,日 1 剂,早晚分服。

三诊(7 月 20 日):月经已至 2 天。

[按语] 月经半年未至,尺脉弱,说明肾精亏虚;脉沉涩提示有瘀血。方用黑逍遥散加减,其中熟地黄、桑寄生补肾养血,三棱、莪术破血逐瘀,疏通道路。服药后 2 周来经,效果显著。

病案四

卢某,女,34 岁。2024 年 3 月 10 日就诊。

现病史:月经两月未至,伴有入睡困难,脉沉减细。

辨证:血虚。

方药:黑逍遥散加减。熟地黄 15 g、当归 10 g、白芍 10 g、柴胡 9 g、茯苓 10 g、白术 10 g、炙甘草 6 g、酸枣仁 10 g。7 剂,水煎服,日 1 剂,早晚分服。

二诊(3 月 17 日):睡眠改善,月经未至,上述方酸枣仁改为 6 g。7 剂,继服。

3月22日病情回访,患者诉睡眠正常,来经1天,嘱其将药喝完。

[按语] 脉沉细减,血虚故脉细,肝血不足不能濡养心神,所以伴有入睡困难,血亏严重,脏腑里面气血亦亏虚,身体调节机制将不再继续排出月经,以减轻气血进一步亏损,导致月经两个月未至。方用黑逍遥散加减,肝肾同补,同时加酸枣仁养血安神。二诊睡眠改善,服药11天月经至。

病案五

王某,女,16岁,未婚,2022年1月1日前来就诊。

现病史:闭经3个月余,末次月经经血色黑,量少,有少量血块,经前小腹有刺痛感。后经医院诊治为多囊卵巢综合征。舌淡暗,苔可,脉细涩无力。

辨证:血虚夹瘀。

治法:养血化瘀,活血通经。

方药:逍遥散加活血调经之品。当归20 g、白芍12 g、柴胡9 g、茯苓10 g、白术10 g、炙甘草6 g、生姜10 g、大枣10 g、桃仁10 g、红花12 g、益母草10 g。7剂,水煎服,日1剂,早晚分服。

二诊(1月8日):月经来潮,量少,色黑,有血块。舌淡,苔可,脉减,嘱原方继服7日。

三诊(1月15日):脉弦减,舌可。嘱原方继服7日。

四诊(1月22日):月经来潮3日,血块多,痛经。舌可,脉涩有力,于原方中加入皂角刺10 g、路路通10 g。

五诊(2月19日):患者自述无其余不适,后又坚持服药2周,嘱停药。

嘱停药月余回访,月经恢复正常。

[按语] 该患者脉细涩无力,舌淡暗,末次月经量少,色黑,有少量血块,经前小腹有刺痛感,皆提示有瘀血,故用逍遥散加活血调经之品来养血化瘀,活血痛经。西医诊断为多囊卵巢综合征,故于三诊中加入皂角刺、路路通以助卵泡排出,辨证准确,效果显著。

病案六

田某,女,30岁,2024年2月27日就诊。主诉:备孕。

现病史:西医诊断为多囊卵巢综合征、宫腔积液。素日月经不规律,月经量少,甚则经闭,色暗,痛经,经前阴痒,舌红苔白,脉弦细滑减。

辨证:湿阻有瘀。

治法:祛湿通络,活血化瘀。

方药:桂枝茯苓丸加减。桂枝12 g、茯苓20 g、桃仁10 g、赤芍12 g、牡丹皮10 g、当归15 g、川芎10 g、白术10 g、泽泻10 g。7剂,水煎服,日1剂,早晚分服。

该患者以此方加减治疗3个月余,月经正常,后怀孕,嘱停药。

[按语] 该患者湿阻明显,兼有瘀血,故以祛湿为主,加以活血之品,道路通畅则卵泡方可排出。

附:多囊卵巢综合征

多囊卵巢综合征是一种以卵泡发育障碍、长期不排卵及高雄激素等为特征的内分泌综合征。其特点为:双侧卵巢增大,包膜增厚,在包膜下,卵巢的皮层中含有大量大小不等的囊性卵泡。卵泡膜细胞层增厚,有时细胞黄素化。B超检查,卵巢中含有12个以上的卵泡,多不成熟,即使有成熟卵泡,也会因卵泡壁过度增生而不能破裂,卵子不能排出,因而引发继发性闭经、月经稀少或不孕症等。约50%的患者有多毛、肥胖或痤疮。属中医"月经后期""闭经""不孕症"等范畴。西医多用激素治疗卵泡发育不良与排卵障碍,亦可用卵巢楔形切除或B超下卵泡穿刺进行治疗。

卵泡是中医讲的生殖之精。《金匮真言论》云:"夫精者,生之本也。"肾藏精,肾为生命之源,元气之根,生殖之本。《傅青主女科》说:"夫妇人受妊,本于肾气旺也。"《医学衷中参西录》说:"男女生育,皆赖肾气作强……肾气旺自能荫胎也。"因此,若要使卵泡发育好,必须补肾生精,肾强精盛,卵泡自能成熟,而能孕育。

排卵障碍,是卵泡壁增生不破裂,卵子不能排出,治疗时多选用药效强的中药,使其增生的卵泡壁破裂,成熟之卵乘机而出,与卵巢楔形切除或B超下卵泡穿刺同功。常用药有白芥子、王不留行、路路通、穿山甲、皂角刺等。

八、痛经

病案一

齐某,女,27岁,2023年7月10日前来就诊。

现病史:患者平素自觉乏力,大便2日一行,痛经,现为第1日,面部痤疮,舌嫩苔黄腻,脉沉细弱。

辨证:气血两虚。

治法:益气补血。

方药:补中益气汤加减。黄芪10 g、白术6 g、陈皮3 g、升麻3 g、柴胡3 g、党参10 g、炙甘草6 g、当归6 g、白芍10 g。7剂,水煎服,日1剂,早晚分服。

二诊(7月17日):乏力减轻,脉沉细弱,气血仍虚,继续双补气血,上方去当归,黄芪加至15 g,白芍加至20 g,嘱服用7日后复查。

三诊(7月24日):仍有乏力,大便溏泻,月经周期正常,有痛经症状,血块较多,块大,脉沉细弱,舌嫩,苔黄腻。辨证为气血两虚,继续补气血,给予保元汤加减。巴戟天20 g、黄芪15 g、白术10 g、党参15 g、炙甘草6 g、炒神曲10 g、皂角刺6 g。7剂,水煎服,日1剂,早晚分服。

四诊(7月31日):症状均有减轻,舌可,脉沉弱,辨证为气血两虚,继续补气血,给予贞元饮加减。熟地黄15 g、当归20 g、炙甘草10 g、黄芪12 g、炒白扁豆10 g、炒神曲10 g、皂角刺6 g。7剂,水煎服,日1剂,早晚分服。

五诊(8月7日):大便2日一行,舌可,脉沉弱,继续补气血,上方去炒白扁豆、皂角刺,加肉苁蓉15 g、川牛膝6 g、熟地黄加至20 g,当归减至15 g,嘱患者服用7日。

回访,诸症消失,无不适。

[按语] 该患者脉沉弱,自觉乏力,气虚无疑,脉细,血虚,故诊断为气血两虚,加之舌苔黄腻,略有湿热,故以补气血为主,兼祛湿。舌苔黄,提示有热,但作为兼夹来说,治疗上应以叶天士在《温热论》中所说的"或渗湿于热下"为主,使热孤自去。故初诊时采用补中益气汤加减治疗,其中黄芪、白术、党参、炙甘草补气,当归、白芍、炙甘草补血,陈皮、白术祛湿,柴胡、升麻升清兼清热。二诊有所减轻效不更方,补剂更考验患者和医师定力,不可操

之过急。三诊告知欲重点治疗面部痤疮,故予以保元汤加减治疗,可温补托痘,使其消散。因肉桂过于温燥,该患者脉细血虚,故参考引火汤之意,去肉桂加巴戟天温润,白扁豆健脾祛湿,炒神曲健脾消积,皂角刺消痘。四诊症状均减,肾虚之象显,故改为贞元饮加减治疗。五诊无不适,脉略有浮动之意,故加牛膝引火归元。

病案二

李某,女,25岁。8月20日因"痛经"前来就诊。

现病史:经行腹痛,血块多,色略深,食欲可,寐可,舌略嫩,脉沉弦。

辨证:肝郁气滞。

治法:疏肝解郁,行气化瘀。

方药:逍遥散加减。当归10 g、赤芍10 g、柴胡15 g、茯苓10 g、白术10 g、炙甘草6 g、生姜12 g、薄荷6 g。7剂,水煎服,日1剂,早晚分服。

二诊(8月27日):目干,舌胖大、嫩,脉弦滑减。辨证为气虚水湿。给予当归芍药散加减。菊花10 g、枸杞子15 g、柴胡10 g、苍术10 g、川芎6 g、白术10 g、黄芪12 g、炙甘草6 g。7剂,水煎服,日1剂,早晚分服。

该患者以当归芍药散加减治疗月余,第2次无痛经,后2次月经前1周服此方治疗均无痛经。

[按语] 该患者脉沉弦,提示气机郁滞;痛经,有血块,说明有瘀血;舌嫩,脾略虚,故须疏肝健脾活血。方选逍遥散加减。二诊出现目干,但脉弦滑,舌胖大、嫩,证明水湿严重,目不得养;脉减,提示气虚,故用当归芍药散疏肝祛湿,加菊花、枸杞养目,黄芪、炙甘草补气。

病案三

赵某,女,36岁,7月5日前来就诊。

现病史:痛经,经量多,血块多,色深。乏力,稍食辣、硬之物则胃中堵塞,大便可,寐可,唇紫舌嫩,脉涩数弱。西医诊断为萎缩性胃炎。

辨证:气虚血瘀。

治法:补气活血化瘀。

方药:补阳还五汤加减。黄芪30 g、麸炒白术12 g、天花粉15 g、桃仁12 g、红花10 g、鸡内金15 g、苏木10 g。7剂,水煎服,日1剂,早晚分服。

二诊(7月15日):末次月经7月8日,症状均减,血块减小、变少,继续服用原方,麸炒白术减至10 g。

三诊(7月22日):症状无,舌略水,脉沉滑数减,尺弱,继续服用原方,黄芪减至15 g,加茯苓15 g。

[按语] 补阳还五汤乃王清任所创,原文用以治疗偏瘫,现在医家亦多用于治疗偏瘫,但总结其病机乃是气虚血瘀,故临床中遇到气虚血瘀的患者均可用之,不可局限于偏瘫。该患者脉弱自觉乏力,提示气虚;脉涩唇紫,月经有血块且多而大,色深,提示有瘀血。故辨证为气虚血瘀,方以补阳还五汤加减。

病案四

牛某,女,18岁,未婚,2022年7月5日前来就诊。

现病史:痛经,月经持续时间长,经量少,色红,五心烦热,烘然汗出,口渴喜冷饮。舌红少苔,脉细数。

辨证:阴虚内热。

治法:滋阴降火。

方药:两地汤加减。地骨皮15 g、生地黄20 g、白芍18 g、当归15 g、炙甘草6 g、阿胶10 g。7剂,水煎服,日1剂,早晚分服。

二诊(7月12日):诸症好转,舌红苔薄白,脉细数。嘱原方继服14日。

三诊(7月26日):脉象缓和,舌可,诸症消失,嘱停药。

[按语] 该患者就诊以痛经为主证,诊断为痛经。舌红苔少,脉细数,为阴虚之象。阴虚,则阳气偏生,故而有热(虚热),可见五心烦热、烘然汗出、口渴细冷饮;热迫血行,因此月经持续时间长。临床治疗应以滋阴降火为主,方选两地汤加减。方中地骨皮清虚热,生地黄滋阴清热凉血,白芍养血敛阴,当归养血,阿胶滋阴补血,炙甘草调和药性。诸药合用共奏滋阴清热之功效。

病案五

宋某,女,18岁,2023年6月5日来诊。

现病史:患者经行腹痛第1天,非第1次痛经,有血块,经色淡红,有着凉史,脉弦紧涩。

辨证：寒凝血瘀。

治法：散寒活血止痛。

方药：少腹逐瘀汤加减。小茴香10 g、炮姜10 g、延胡索10 g、五灵脂10 g、没药10 g、川芎10 g、当归10 g、蒲黄10 g、肉桂10 g。5剂，水煎服，日1剂,早晚分服。辅以少腹部艾灸。

3日后回访，已无痛经，嘱其将药服完，忌凉饮、凉食。

[按语] 紧脉提示有寒，涩脉提示瘀血，脉弦紧涩，则为寒凝血瘀，不通则痛，方用《医林改错》少腹逐瘀汤散寒活血止痛，同时辅助少腹部艾灸，与中药共奏散寒止痛、活血止痛之功效。

九、经行头痛

病案

武某，女，41岁，2023年11月21日就诊。

现病史：经前2天头痛，至月经干净头痛好转，月经量少，色淡有血块，眼干口苦，末次月经10月中旬，月经5天净，脉沉滑涩，舌红。

辨证：瘀血阻络。

治疗：活血化瘀，通络止痛。

方药：血府逐瘀汤加减。生地黄15 g、桃仁10 g、红花10 g、当归10 g、炙甘草6 g、赤芍10 g、桔梗10 g、枳壳10 g、柴胡12 g、川芎9 g、川牛膝10 g、栀子10 g、延胡索10 g。7剂，水煎服，服完复诊。

二诊、三诊予以血府逐瘀汤加减。各7剂水煎服，此方服完，诸症消失，嘱停药。

[按语] 脉滑涩，提示有瘀血，瘀血阻滞头部经络，可见经期头痛，方用血府逐瘀汤加减，辨证准确，三诊后头痛症状消失。

十、绝经前后诸证

病案

李某，女，49岁，2023年8月27日来诊。

现病史:经闭1年余,自觉时冷时热,面赤潮热,心悸,偶感头晕,脉沉涩无力,舌质淡暗。

辨证:气虚血瘀。

治法:补气活血。

方药:补阳还五汤加减。黄芪20 g、川芎10 g、桃仁10 g、红花10 g、赤芍10 g、当归10 g、地龙10 g、熟地黄15 g。7剂,水煎服,日1剂,早晚分服。

二诊(9月3日):症状减轻,脉沉涩减。黄芪减至10 g,继服此方7日。

三诊(9月11日):症状基本消失,脉沉滑减。原方7剂,水煎服。

[按语] 中医认为绝经前后诸症的病机为"七七天癸竭,地道不通",包括肾虚、肾阴虚、肾阳虚、肾阴阳两虚等证型。天癸为肾精之精华所化,天癸竭,则会导致出现一系列症状。

该患者脉沉涩无力,舌质淡暗,辨证为气虚血瘀。气血亏虚,不能濡养,导致头晕、心悸、面赤潮热。方用补阳还五汤加减,其中熟地黄为补肾精之品,在补气活血基础上加补肾之品,效果显著。

第二节 带下病

带下过多

病案一

陈某,女,35岁,2023年3月10日来诊。

现病史:带下量多,呈乳白色,阴痒。末次月经2月中旬(具体日期不详),经期4~5天,腰酸,寐可。脉弦细减,舌红苔腻。

辨证:肝郁脾虚,湿热下注。

治法:疏肝补脾,清热化湿止带。

方药:完带汤加减。白术10 g、山药10 g、党参10 g、白芍12 g、车前子10 g、苍术10 g、甘草6 g、陈皮10 g、荆芥10 g、柴胡12 g。7剂,水煎服,日1剂,早晚分服。

二诊(3月21日):带下量减少,正值经期,寐差,难以入睡,健忘,晨起口中异味,食油腻之物难以消化,善太息,左侧偶有耳鸣,怕风,心绪不宁则会出现胸胀,敏感内向,脉弦细减,舌淡苔腻。方以补中益气汤加减。黄芪12 g、党参10 g、白术10 g、炙甘草6 g、柴胡9 g、升麻9 g、当归15 g、陈皮10 g、熟地黄20 g、白芍10 g、川芎9 g。7剂,水煎服,日1剂,早晚分服。

三诊(3月29日):患者自述心绪敏感,带下呈近似透明状,腰酸,善太息,偶有耳鸣,怕风,脉弦细减,舌红苔白。上方去白芍,加肉桂6 g(后下)。

四诊(4月6日):带下正常,诸症皆除。

[按语] 该患者脉弦细减,舌红,说明阴虚有火;苔腻,说明体内有湿。辨证为肝郁脾虚,湿热下注。带下量多,呈乳白色,说明肝的疏泄功能失常,不能正常调节冲任二脉导致带下异常。脾虚肝郁,湿热下注,带脉不固,致带下色白量多;阴痒,说明体内湿郁阻滞进而化热化火。方选完带汤。二诊带下量减少,寐差,健忘,晨起口中异味,食油腻之物难以消化,善太息,说明脾气不能升清,导致水谷不能运化,气血生化无源,脾气下陷;耳鸣、怕风、敏感内向,说明卫气不固,卫气来源于水谷精气,脾失健运,脾气不升,水谷不能正常运化输布。故治疗选用补中益气汤加减。三诊带下进一步好转,腰酸,二诊方加肉桂补肾填精、引火归元。四诊带下正常,嘱停药。

病案二

张某,女,52岁,2023年8月9日就诊。

现病史:带下量多,无味,色白,头晕,失眠多梦,心慌腰酸,腿沉胀,已绝经,脉濡滑,舌淡暗。

辨证:湿浊下注。

方药:完带汤加减。苍术10 g、厚朴1 g、陈皮10 g、炙甘草6 g、白术10 g、车前子10 g、山药10 g、荆芥穗10 g、川芎10 g、桂枝10 g。7剂,水煎服,日1剂,早晚分服。

8月16日复诊,症状减轻,此方继服7日。

[按语] 本病为带下病之带下过多,任督冲脉纵行同起于胞中,带脉横行绕于腰间,起到约束诸脉作用。脉濡滑,提示湿盛,湿邪重浊黏腻,超过带脉约束能力,导致湿邪下注,导致带下过多,头晕、寐差。腿沉胀感。方用《傅青主女科》完带汤加减。方中大量燥湿、利湿之品。同时还有山药的健

脾之功,从源头上解决湿邪问题,中药两周病除。

第三节 妊娠病与产后病

一、妊娠腹泻

病案

魏某,女,40岁,2023年3月4日来诊。

现病史:妊娠6个月,腹痛,腹泻两次,头晕,出虚汗,怕冷,脉弦紧数,舌淡苔稍腻。

辨证:寒热错杂。

治法:散寒清热。

方药:阳旦汤加减。桂枝24 g、白芍12 g、炙甘草6 g、生姜10 g、大枣10 g、黄芩10 g。4剂,水煎服,日1剂,早晚分服。

3月9日回访,已痊愈。

[按语] 该患者妊娠6个月,因饮食不节导致腹泻,脉弦紧数,怕冷,提示有表寒,为寒包热证。考虑其为妊娠期,体质较常人要弱,且伴有头晕,出虚汗,方用桂枝汤;其体内有热,加黄芩清热安胎,连服4日,症几除。

二、产后身痛

病案

于某,女,31岁,2023年10月2日来诊。

现病史:哺乳期,早产,右侧肢体麻木,肩、背部疼痛,阴雨天前2~3日开始发作。腰痛,从臀部放射性至下肢。善太息,大便2~3天一行,便溏,脉沉若无力,尺尤甚,舌淡。育有2子,妊娠期具有妊娠高血压病,且低压高。

辨证:脾肾阳虚。

治法:健脾补肾。

方药:肾气丸加减。炮附子 12 g(先煎)、桂枝 12 g、熟地黄 20 g、山药 15 g、山萸肉 18 g、泽泻 10 g、茯苓 15 g、牡丹皮 10 g、党参 10 g、黄芪 12 g、白术 10 g、当归 15 g、炙甘草 6 g、桑寄生 18 g。7 剂,水煎服,日 1 剂,早晚分服。

二诊至四诊原方继服。

11 月 19 日来诊,身痛已消。

[按语] 该患者为哺乳期,脉沉弱无力,尺脉尤甚,加之其子为早产儿,孩子先天不足,体弱多病,身体尚未恢复,又加劳心熬夜,身体怎能不虚? 其产后阴雨天气则右侧肢麻身痛,且多在背部,为阳侧,兼有怕冷,腰膝酸软疼痛,便溏,纳少,故辨证为脾肾阳虚,以肾气丸为主方,加黄芪、白术、人参、当归健脾益气养血,滋先天以养后天,滋后天以养先天。

连服月余,身痛大减,患者欲停药,考虑其亏损日久,且家中孩子尚小、体弱多病,操持事务较多,身体耗损大于自身供养,服药月余症状大减已为不易,故以上方不改,熬为膏方,嘱咐患者连服 3 个月,以培补脾肾,待其子长到七八个月大时已身体渐壮,起夜次数减少,嘱其可暂停中药,转服中成药,继续培补。

第四节　妇科杂病

一、癥瘕

病案一(子宫肌瘤)

于某,女,31 岁,2023 年 6 月 8 日来诊。

现病史:自觉胸部自内向外发热(背部→手足→小腿以下)。末次月经 6 月 7 日,经期 3 天,量少,腰酸,烦躁,身沉懒动,偶少腹疼,胸闷气短,出虚汗;脐中凉,胃痛,食甜觉酸,口干,大便干,2 天一行;脉滑数减尺弱,舌胖大苔黄。西医诊断为子宫肌瘤。

辨证:脾虚内热。

治法:健脾益气清热。

方药:补脾胃泻阴火升阳汤加减。柴胡10 g、炙甘草6 g、黄芪12 g、苍术10 g、羌活7 g、升麻9 g、党参10 g、黄芩10 g、黄连6 g、石膏18 g(包煎)。7剂,水煎服,日1剂,早晚分服。辅以妇科外治法。

二诊至三诊方以补脾胃泻阴火升阳汤加减。

后回访,症状基本消失,嘱停药。

[按语] 该患者因"子宫肌瘤"前来就诊,但伴随症状颇多,生活质量较差。患者脉滑数减,舌胖大苔黄腻,且伴有胸闷气短,出虚汗,脐中凉,便溏,身体沉重,为脾虚失运、水湿内停;兼有热象,心烦,胸部自内而外发热,即体内有热;舌苔偏腻,提示有湿。方选李东垣的补脾胃泻阴火升阳汤,因石膏性凉,故去。

病案二(子宫肌瘤)

苏某,女,46岁,已婚,2023年9月15日前来就诊。

现病史:腰痛,脉弦紧减,舌淡暗,苔嫩薄白。

西医诊断:甲状腺结节,子宫肌瘤,宫颈腺囊肿(即纳博特囊肿、纳氏囊肿,简称纳囊),肺结节,乳腺增生症。

辨证:阳虚寒湿内盛。

治法:温阳散寒。

方药:桂枝汤去芍药合麻黄附子细辛汤。桂枝12 g、炙甘草6 g、生姜10 g、大枣10 g、麻黄10 g、炮附子10 g、细辛6 g。7剂,水煎服,日1剂,早晚分服。

二诊(9月23日):月经不调,9月5日来潮,9月20日复至,量皆大,易头痛,夏天易头汗。予生化汤去红花加养血益气之品。炮姜10 g、川芎10 g、当归20 g、桃仁10 g、炙甘草6 g、仙鹤草10 g、黄芪10 g、人参10 g。

服药3个月后回访,月经已恢复正常。复查肺结节、乳腺增生均有好转,嘱停药。

[按语] 中医认为,肌瘤、结节、息肉、囊肿等,都属于癥瘕。中医认为阳化气,阴成形。癥瘕多为痰湿或瘀血等有形的生理产物堆积形成的,但是产生原因不同。如可因寒凝血行凝泣导致,此时温阳散寒则为重点;也可因热盛焦灼津液而成;或是因肝气郁结,气血运行不畅,水液停滞或瘀血停滞

而成。

该患者脉弦紧减,舌淡暗,苔薄白,为阳虚寒凝,以温阳散寒为要,方用桂枝汤去芍药合麻黄附子细辛汤,其中麻黄散寒凝,有破除阴结之效。

二诊月经量多,脉仍紧,提示阳虚阴寒内盛,气虚不固,方用生化汤去红花加黄芪、人参,以温阳养血、益气固摄为要。后效不更方,前方连服3个月余,月经正常,结节、肌瘤均有好转。

病案三(子宫肌瘤)

冯某,女,39岁,已婚,2020年7月30日前来就诊。

现病史:宫腔多发实性占位(考虑子宫肌瘤),月经期长,7~10天,脉弦细减,舌淡苔可。

辨证:阳虚兼痰湿阻滞。

治法:温阳散结,消散肿瘤。

方药:阳和汤合理中汤加减。熟地黄20 g、鹿角胶10 g、炮姜10 g、麻黄10 g、桂枝12 g、白芥子12 g、黄芪20 g、三棱10 g、莪术10 g、鸡内金10 g、知母10 g、桃仁10 g。14剂,水煎服,日1剂,早晚分服。

二诊:月经8月6日来潮,经量可,经期6天,现无不适。脉细无力,舌淡暗苔白,予以上方加当归10 g。

服药月余回访,经量可,经期已正常,现无不适,脉象缓和,嘱停药。

[按语] 该患者检查宫腔多发实性占位,考虑子宫肌瘤,中医诊断为癥瘕。脉弦细减,提示阳虚,湿瘀阻滞,凝而成形癥瘕。治疗以温阳补血、散寒通滞为主。方选阳和汤,温阳养血散结,方中白芥子与麻黄共奏破瘀散结之功。另加理冲汤,三棱、莪术以消冲中瘀血,而即用黄芪诸药,以保护气血,使瘀血去而气血不至伤损。且黄芪能补气,得三棱、莪术以流通之,则补而不滞,而元气愈旺。元气既旺,愈能鼓舞三棱、莪术之力以消癥瘕,此其所以效也。

病案四(卵巢囊肿)

王某,女,33岁,已婚,2023年9月4日前来就诊。

现病史:妊娠3个月,胎动不安,腹痛,有下坠感,伴胎囊与子宫颈内口间积液,无出血。

西医诊断：卵巢囊肿。

辨证：血虚水停。

治法：和血利水，养血安胎。

方药：寿胎丸合当归芍药散、五苓散。当归20 g、白芍12 g、川芎10 g、白术10 g、泽泻15 g、桂枝12 g、茯苓30 g、猪苓15 g、阿胶10 g、菟丝子20 g、桑寄生20 g、续断10 g。7剂，水煎服，日1剂，早晚分服。

服药4次后回访，积液已除，已无腹痛，脉象缓和，嘱停药。

[按语]　该患者妊娠3个月，胎动不安，腹痛，有下坠感，经检查胎囊与子宫颈内口间积液。镜检有积液，需加利水之品，方用当归芍药散合五苓散利水祛湿。但胎在母腹，若果善吸其母之气化，自无下坠之虞。且男女生育，皆赖肾脏作强。故加寿胎丸填髓益精安胎。菟丝子能大补肾气，肾旺自能荫胎。桑寄生能养血、强筋骨，可使胎气强壮，故《神农本草经》载其能安胎。续断亦为补肾之药。阿胶系驴皮所熬，最善伏藏血脉，滋阴补肾，故《神农本草经》亦载其能安胎也。

二、不孕症

病案

梁某，女，33岁，已婚，2022年2月21日前来就诊。

现病史：未避孕1年有余，易恶风，时咳，夜咳多，舌淡苔可，脉弦无力，尺弱。

辨证：肾虚肝郁。

治法：补肾疏肝理气。

方剂：黑逍遥散加补肾填精之品。女贞子20 g、生地黄15 g、白芍20 g、当归30 g、熟地黄30 g、柴胡9 g、茯苓20 g、白术10 g、炙甘草6 g、生姜10 g、大枣10 g、菟丝子20 g。9剂，水煎服，日1剂，早晚分服。

二诊（3月3日）：舌可，脉弦减，余症好转。嘱原方继服9日。

三诊（4月7日）：舌可，脉减平和，它症无。嘱原方继服。

半年后回访，已受孕。

[按语]　《傅青主女科·种子》列有种子十条，注重从肝肾论治不孕症，创制的养精种玉汤、温胞饮、开郁种玉汤等至今为临床常用。本病主要病机

为肾气不足,冲任气血失调。多为肾虚、肝气郁结、痰湿内阻、瘀滞胞宫所致。

该患者未避孕1年有余,未受孕,可将其诊断为不孕症。因其易恶风,夜咳,舌淡,脉无力,尺弱,可知其肾虚;又因其脉带弦象,可知其存在肝郁。辨证为不孕症之肾虚肝郁,治疗应遵循补肾、疏肝理气的原则,方选黑逍遥散加补肾填精之品治疗。

附:不孕症的中医诊疗

一、古代医家对不孕症的病因认识

女子未避孕,性生活正常,与配偶同居1年而未孕者,称为不孕症。从未妊娠者为原发性不孕症,《千金要方》称为"全不产";曾经有过妊娠继而未避孕1年以上未孕者为继发性不孕症,《千金要方》称为"断绪"。

早在2 000多年前,中医对不孕症就有所认识。西周《易》中始有"不育"之名,还有"妇三岁不孕症"的记载。在中医古籍中,不孕症的病名并不一致,在春秋战国时期的《山海经》中称其为"无子"此后在《神农本草经》中亦有"绝孕""绝子""无子"的病名,《素问·骨空论》中提到"不孕症,《脉经》将本病称为"无子""绝产",《千金要方》则称为"全不产""断续"……历代妇科医籍均辟有"求嗣""种子""嗣育"或妇人杂病门类加以研究。

对于该病的病因,概括古代医家们的观点,可以分为内因和外因。内因主要是素体禀赋、脏腑虚弱、七情内伤,外因主要是六淫之邪、奇经损伤。

1. 素体禀赋

朱丹溪认为,禀性及体质是导致不孕症的原因之一。他在《丹溪心法·子嗣》中指出:"若是肥盛妇人禀受甚厚,恣于酒食之人,经水不调,不能成胎;谓之躯脂满溢,闭塞子宫""若是怯瘦性急之人,经水不调,不能成胎,谓之子宫干涩无血,不能摄受精气"。这两段话是从体质的肥盛与怯瘦探讨了不孕症的病因病机。因肥者多恣食厚味,痰湿内盛,脂满而溢,闭塞子宫,且痰湿为阴邪,易伤阳气,故不能摄精成孕。瘦者多阴虚而内热,火热煎灼阴血血枯经少,阴精难聚,故亦令不孕症。

褚澄认为女子未及成年,先天之气尚弱,后天之气充而未备,生殖能力没有成熟,若过早婚嫁,必然损伤肾精,影响胞宫发育,故难受孕,勉强受孕也可能会早产或小产,即使能产子,孩子先天之精不足,最终不会长寿无疾而终,在《褚氏遗书·求子》中指出:"未笄之女,天癸始至,已近男色,阴气早泄,未完而伤,未实而动,是以交而不孕症,孕而不育,育而子脆不寿,此王之所以无子也""合男女必当其年,男虽十六而精通,必三十而娶;女虽十四而天癸至,必二十而嫁,皆欲阴阳气完实而交合"。

2. 脏腑虚弱

《圣济总录·妇人门》中指出:"妇人所以无子者,冲任不足,肾气虚寒也……肾气虚寒,不能系胞,故令无子。"肾主生殖,藏先天之精,肾气虚弱,可致虚寒,虚寒则不能温煦胞宫,不能温煦冲任二脉,最终导致肾气虚不孕症。

《格致余论》中指出:"阳精之施也,阴血能摄之,精成其子,血成其胞,胎孕乃成。今妇人之无子者,率由血少不足以摄精也。血之少也,固非一端然欲得子者,必须补其精血,使无亏欠,乃可推其有余以成胎孕。"把不孕症归因于精血不足,肾藏先天之精,故最终可责之肾精不足或肾阴不足。

《傅青主女科·种子》关于肾阴不足所致不孕症的论述:"妇人有瘦怯身躯,久不孕症育,一交男子,即卧病终朝,人以为气虚之故,谁知是血虚之故乎!或谓血藏于肝,精涵于肾,交感乃泄肾之精,与血虚何与?殊不知肝气不开,则精不能泄,肾精既泄,则肝气亦不能舒,以肾为肝之母,母既泄精,不能分润以养其子,则木燥乏水,而火且暗动以铄精,则肾愈虚矣。况瘦人多火而又泄其精,则水益少而火益炽,水虽制火,而肾精空乏,无力以济成火在水上之卦,所以倦怠而卧也。此等之妇,偏易动火,然此火因贪欲而出于肝木之中,又是虚燥之火,绝非真火也。且不交合则已,交合又偏易走泄,此阴虚火旺不能受孕。"肾主藏精,肝主藏血,水能木,精血同源,相互滋生,则血海充盈。肝主疏泄,肾主闭藏,开闭相合,血海蓄溢正常,自能摄精成孕。

《傅青主女科·种子》关于胞宫虚寒所致不孕症的论述:"妇人有下身冰冷,非火不暖,交感之际,阴中绝无温热之气,人以为天分之薄也,谁知是胞胎寒之极乎!夫寒冰之地,不能生草木,重阴之渊不长鱼龙,今胞胎既寒,何能受孕?虽男子鼓勇力战其精甚热,直射于子宫之内,而寒冰之气相逼,亦不过茹之于暂,而不能不吐之于久也。"人身气机的运化全靠心肾之阳的温煦,如果心肾二火衰微,则宫寒,气血瘀滞,冲任不调,自难摄精成孕。

《傅青主女科·种子》关于脾胃虚寒所致不孕症的论述:"妇人有素性恬淡,饮食少则平和,多则难受,或作呕泄,胸膈胀满,久不受孕,人认为赋禀之薄也,谁知是脾胃虚寒乎!夫脾胃之虚寒,原因心肾之虚寒耳。盖胃土非心火不能生,脾土非肾火不能化。心肾之火衰,则脾胃失生化之权,即不能消水谷以化精微矣。既不能化水谷之精微,自无津液以灌溉于胞胎之中,欲胞胎有温暖之气以养胚胎必不可得。"国傅氏认为心肾阳气不足导致脾胃虚寒,生化无权,气血乏源无以充冲任之脉,助胞宫摄精成孕。治疗时不仅仅要温中焦,还必须温补心肾之阳,益火之源,以消阴翳。

3. 七情内伤

张景岳认为不孕症病因多为肝郁气滞,病及冲任。《景岳全书·妇人规·子嗣类》中指出:"产育由于血气,血气由于情怀,情怀不畅则冲任不充,冲任不充则胎孕不受。"女子有余于气,不足于血。肝藏血,主疏泄,故"女子以肝为先天"。肝的疏泄功能正常,则气机条达,血行不息。若情怀不畅,忧思郁怒,可致肝气郁结,疏泄失常,气血不调,冲任失和,胞宫不能摄精成孕。

沈尧封也认为思想压力是影响求子的重要因素,在《沈氏女科辑要·求子》中指出:"子不可以强求也,求子之心愈切而得之愈难。"盼子心切,烦躁焦虑,肝郁不舒,久而不孕症。

4. 六淫之邪

巢元方、陈自明均认为不孕症多因劳伤血气、寒邪客于胞宫所致。《诸病源候论·妇人杂病诸候·无子候》中指出:"然妇人夹疾无子,皆由劳伤血气,冷热不调而受风寒,客于子宫,致使胞内生病,或月经涩闭,或崩血带下,致阴阳之气不和,经血之行乖候,故无子也。"并将本病分为月水不利、月水不通、子脏冷、带下及结积等5种无子证候。《妇人大全良方》中指出:"风虚劳冷者,是人体虚劳,而受于冷也。夫人将摄顺理则血气调和,风寒暑湿不能为害。若劳伤血气,便致虚损,则风冷乘虚而干之,或客于经络,或入子腹内。其经络得风冷,则气血冷涩,不能自温于肌肤也。腹内得风冷,则脾胃弱,不消饮食也。随其所伤而变成病。若大肠虚者,则变下利。若风冷入于子脏,则令脏冷,致使无儿。若搏于血,则血涩壅,亦令经水不利,断绝不通。"王叔和认为不孕症因寒或亡血所致,在《脉经·平带下绝产无子产血居经证》中指出:"女子腹冷,恶寒久,年少者,此为无子,年大者得之绝产。脉微弱而涩,年少得此为无子,中年得此为绝产。少阴脉浮而紧……浮则亡血,绝产,恶寒。"陈士铎也认为本病因寒所致,在《辨证录》中说:"夫寒冰之地,不生草木;重阴之渊,不长鱼龙;胞宫寒冷,又何能受孕哉。"寒邪入侵,损伤肾阳,客于胞中,胞宫寒冷不能摄精成孕。

吴谦认为不孕症多因痰或宿血所致,他在《医宗金鉴·妇科心法要诀·调经门》中指出:"或因体盛痰多,脂膜壅塞胞中而不孕症""因宿血积于胞中,新血不能成孕"。

《傅青主女科·种子》中关于痰湿所致不孕症的论述未:"妇人有身体肥胖,痰涎甚多,不能受孕者,人以为气虚之故,谁知是湿盛之故乎!夫湿从下受,乃言外邪之湿也。而肥胖之湿,实非外邪,乃脾土之内病也。然脾土既病,不能分化水谷以养四肢,宜其身躯瘦弱,何以能肥胖乎?不知湿盛者多肥胖,肥胖者多气虚,气虚者多痰涎,外似健壮而内实虚损也。内虚则气必衰,气衰则不能行水,而湿停于肠胃之间,不能化精而化涎矣。夫脾本湿土,又因痰多,愈加其湿,脾不能受,必浸润于胎,日积月累!则胞胎竟变为汪洋之水窟矣!且肥胖之妇,内肉必满,遮隔子宫,不能受精,此必然之势也。"傅山虽说肥胖之人不能受孕源于湿盛非气虚,但是其在下面的论述中已经揭示出肥胖者是脾气虚痰湿盛,即本虚标实。

《傅青主女科·种子》关于阳虚水停所致不孕症的论述:"妇人有小水艰涩,腹胀脚肿,不能受孕者,人以为小肠之热也,谁知是膀胱之气不化乎!夫膀胱原与胞胎相近,膀胱病而胞胎亦病矣!盖水湿之气必走膀胱,而膀胱不能自化,必得肾气相通,始能化水以出阴器,倘膀胱无肾气之通,则膀胱之气化不行,水湿之气必且渗入胞胎之中,而成汪洋之势,汪洋之田,又何能生物也哉。"肾阳不足,不能蒸腾津液,膀胱气化不利则小水艰涩,水停下焦则腹胀脚肿,水湿之邪侵犯胞宫则不能摄精成孕。

5.奇经损伤

《内经》中早已明确指出不孕症与奇经八脉的关系,督脉总督一身之阳,其循行路线过阴部,又督脉与肾关系密切,在《素问·骨空论》中最早提出了不孕症的病因病机:"督脉者……此为病……其女子不孕症。"《素问·上古天真论》中云:"女子二七而天癸至,任脉通,太冲脉盛,月事以时下,故有子……七七,任脉虚,太冲脉衰少,天癸竭,地道不通,故形坏而无子。"说明奇经损伤,可致不孕症。

同时古人也早就认识到,有因先天性生理缺陷而不孕症者。如万全在《广嗣纪要·择配篇》中指出:"五种不宜:一曰螺,阴户外纹如螺狮样,旋入内;二曰纹,阴户小如筋头大,只可通,难交合,名曰石女;三曰鼓花头,绷急似无孔;四曰角花头,头削似角;五曰脉,或经脉未及十四而先来,或十五六岁而始至,或不调,或全无。"明代李时珍在《本草纲目·卷五十二·人部》中提到:"夫乾为父,坤为母,常理也。而有五种非男不可为父,五种非女不可为母,何也?岂非男得阳气之亏,而女得阴气之塞耶?五不女,螺、纹、鼓、角、脉也。螺者,牝窍内旋有物如螺也。纹者,窍小即实女也。鼓者,无窍如鼓。角者,有物如角,古名阴挺是也。脉者,一生经水不调及崩带之类是也。"前4种不是药物治疗能取效的,有的可用外科手术治疗。第5种"脉"尚可用中药治疗,调整月经。

综上所述,古代先贤们对不孕症的认识已经很深入,整理医家们的观点,对我们的临床诊治不孕症非常有帮助,尤其对不孕症的病机的剖析,是准确辨证施治的基础。我们应该把理论与实践结合,充分发挥古代文献的作用,最终提高不孕症的治疗效果。

二、不孕症的中医诊疗基础

(一)病因病机

本病的主要病因病机为肾气不足,冲任气血失调。

1. 肾虚

先天不足,或房劳多产,或久病大病,或年逾五七,肾气亏虚,精不化血,则冲任虚衰,难以受孕;素体阳虚或寒湿伤肾,肾阳不足,胞宫失煦,则冲任虚寒,不能成孕;肾阴素虚,或久病耗损真阴,天癸乏源,胞宫失养,冲任血海空虚,或阴虚内热,热冲任,乃致不孕症。如《女科经纶·嗣育门》引朱丹溪语:"妇人久无子者,冲任脉中伏热也……其原必起于真阴不足,真阴不足,则阳胜而内热,内热则荣血枯。"

2. 肝气郁结

情志不畅,或盼子心切,肝郁气滞,疏泄失常,气血失调,冲任失和,胎孕不受。《景岳全书·妇人规》曰:"产育由于血气,血气由于情怀,情怀不畅则冲任不充,冲任不充则胎孕不受。"

3. 痰湿内阻

思虑劳倦,或肝木犯脾,伤及脾阳,健运失司,水湿内停,湿聚成痰,冲任壅滞,而致不孕症;或素体肥胖,嗜食肥甘,躯脂满溢,痰湿内盛,胞脉受阻,致令不孕症。《傅青主女科·种子》言:"妇人有身体肥胖,痰涎甚多,不能受孕者。人以为气虚之故,谁知是湿盛之故乎……而肥胖之湿,实非外邪,乃脾土之内病也。

4. 瘀滞胞宫

经行产后,摄生不慎,邪入胞宫致瘀;或寒凝血瘀,或热灼血瘀,或气虚运血无力致瘀,瘀滞冲任、胞宫,以致不孕症。《诸病源候论·妇人杂病诸候》"结积无子候"引《养生方》说:"月水未绝,以合阴阳,精气入内,令月水不节,内生积聚,令绝子。"

(二)诊断

不孕症是一种生育障碍状态,可由多种原因导致。通过夫妇双方全面检查,寻找病因,是诊断不孕症的关键。

1. 病史

询问患者年龄、婚史、同居时间、配偶健康状况、性生活情况、月经史及产育史,还需了解既往史及家族史,尤需注意有无结核病、甲状腺疾病、糖尿病及盆、腹腔手术史。

2. 症状

未避孕,性生活正常,同居1年或曾孕育后未避孕1年而未孕。

3. 检查

(1)体格检查:观察身高、体重、第二性征发育、体毛分布及有无溢乳等。

(2)妇科检查:注意内外生殖器,有无发育畸形、炎症及包块等。

(3)辅助检查:①卵巢功能检查。了解排卵及黄体功能状态,包括基础体温测定、超声监测排卵、子宫颈黏液结晶检查、子宫内膜活检、血清生殖内分泌激素测定等。②输卵管通畅试验。常用子宫输卵管碘液造影、子宫输卵管超声造影及核磁共振子宫输卵管造影术。③免疫因素检查。包括生殖相关抗体,如抗精子抗体、抗子宫内膜抗体等。④宫腔镜检查。了解宫腔情况诊断宫腔粘连、黏膜下肌瘤、内膜息肉、子宫畸形等。⑤腹腔镜检查。用于盆腔情况的诊断,直接观察子宫、输卵管、卵巢有无病变或粘连,直视下可行输卵管亚甲蓝通液,了解输卵管通畅度,且检查与治疗可同时进行。

(三)辨证要点和治疗原则

1. 辨证要点

主要根据月经、带下、全身症状及舌脉等综合分析,审脏腑、冲任、胞宫之病位,辨气血寒热、虚实之变化。重视辨病与辨证相结合。

第四章 中医妇科临证病案举隅

2. 治疗原则

治疗以温养肾气、调理气血为主。调畅情志,择"的候"而合阴阳,以利于受孕。

(四)不孕症的临证要点

不孕症是生殖健康的不良事件,病因复杂,临床表现纷繁多样,可由多囊卵巢综合征、子宫内膜异位症、高催乳素血症及盆腔炎性疾病后遗症等妇科疾病导致,亦与多种内、外科疾病密切相关。需详问病史,认真查体,明辨病因,分析病位。临床还要重视男方因素,提倡夫妇同诊。

助孕是中医妇科的优势与特色之一。"求子之道,莫如调经",种子必先调经。肾藏精,主生殖,调经种子重在补肾;肝藏血,主疏泄,调经种子妙在疏肝;女子以血为本,调经种子贵在理血;兼有痰瘀互结,则祛瘀化痰,功在疏通。注重局部与整体相结合,形成了特色鲜明的临证思路与治疗方案,突出体现于两点。一是病证结合治疗。中医辨证与西医辨病相结合,加强治疗的针对性,如排卵障碍性不孕症多责之于肾虚,涵盖的病种有异常子宫出血、多囊卵巢综合征、高催乳素血症、未破卵泡黄素化综合征及早发性卵巢功能不全等,证型有肾虚血瘀、肾虚痰湿及肾虚肝郁,以补肾为主,兼以疏肝、化痰、活血;输卵管性不孕症可由气滞、湿热、寒凝瘀滞等所致,治以活血化瘀通络,内服外治兼施;免疫性不孕症以脾肾虚为本,互结为标,补益脾肾祛瘀化痰取得较好的临床疗效。二是中西医结合治疗。关键在于把握结合治疗的切入点,如中西医联合诱导排卵能提高临床妊娠率且降低不良反应;宫腹腔镜联合中药治疗子宫内膜异位症及输卵管性不孕症;中医药联合辅助生殖技术亦展现出良好的应用前景,在提高卵细胞质量及改善子宫内膜容受性等方面均取得了长足的发展,对高龄不孕症、反复种植失败等困扰助孕技术的瓶颈问题亦积累了较丰富的临床经验。

三、不孕症的中医分型论治

1. 肾虚证

(1)肾气虚证

主要证候:婚久不孕症,月经不调或停闭,量多或少,色淡暗质稀;腰酸软,头晕耳鸣,精神疲倦,小便清长;舌淡,苔薄白,脉沉细,两尺尤甚。

证候分析:肾气不足,冲任虚衰,不能摄精成孕,而致不孕症;冲任不调,血海失司,故月经不调或停闭,量或多或少;肾主骨生髓,腰为肾之府,肾虚

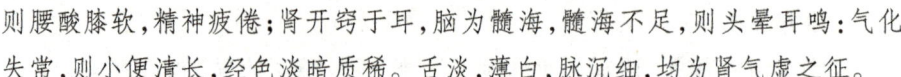

则腰酸膝软,精神疲倦;肾开窍于耳,脑为髓海,髓海不足,则头晕耳鸣;气化失常,则小便清长,经色淡暗质稀。舌淡,薄白,脉沉细,均为肾气虚之征。

治法:补益肾气,调补冲任。

方药:毓麟珠(《景岳全书》)。当归、熟地黄、白芍、川芎、人参、白术、茯苓、炙甘草、菟丝子、杜仲、鹿角霜、蜀椒。

方中四物汤补血,四君子汤益气;菟丝子、杜仲、鹿角霜温养肝肾;佐以蜀椒温督脉。全方既温养先天肾气以生精,又培补后天脾胃以生血,精血充足,胎孕乃成。若经来量多者,加阿胶、炒艾叶固冲止血;若经来量少不畅者,加丹参、鸡血藤活血调经;若心烦少寐者,加柏子仁、夜交藤养心安神;腰酸腿软甚者,加续断、桑寄生补肾强腰。

(2)肾阳虚证

主要证候:婚久不孕症,初潮延迟,月经后期,量少,色淡质稀,甚至停闭,带下量多,清稀如水;腰膝酸冷,性欲淡漠,面色晦暗,大便溏薄,小便清长;舌淡,苔白,脉沉迟。

证候分析:肾阳不足,冲任虚寒,胞宫失煦,故婚久不孕症;阳虚内寒,天迟至,冲任血海空虚,故初潮延迟、月经后期,甚至闭经;阳虚水泛,湿注任带,故带下量多,清稀如水;肾阳虚外府失煦,则腰膝酸冷,火衰则性欲淡漠;火不暖土,阳不足,则大便溏薄;膀胱失约,则小便清长;肾阳虚衰,血失温养,脉络拘急,血行不畅,则面色晦暗,经少色淡质稀。舌淡,苔白,脉沉迟,均为肾阳虚之征。

治法:温肾助阳,调补冲任。

方药:温胞饮(《傅青主女科》)。巴戟天、补骨脂、菟丝子、肉桂、附子、杜仲、白术、山药、芡实、人参。

方中巴戟天、补骨脂、菟丝子、杜仲温肾助阳;肉桂、附子补益命门;人参、白术益气健脾;山药、芡实补肾涩精。全方共奏温肾助阳、暖宫助孕之效。若小便清长,夜尿多者,加益智仁、桑螵蛸补肾缩小便;性欲淡漠者,加紫石英、肉苁蓉温肾填精;血肉有情之品如紫河车、龟甲、鹿茸等,具补肾阴阳、通补奇经之效,可适时加味。

(3)肾阴虚证

主要证候:婚久不孕症,月经先期,量少,色红质稠,甚或闭经,或带下量少,阴中干涩;腰酸膝软,头晕耳鸣,形体消瘦,五心烦热,失眠多梦;舌淡或舌红,苔少,脉细或细数。

证候分析:肾阴亏虚,冲任血海匮乏,胞宫失养,故致不孕症;精血不足,则月经量少,甚或闭经;阴虚内热,热迫血行,故月经先期;血少津亏,阴液不充,任带失养,阴失,故带下量少,阴中干涩;腰为肾之府,肾虚则腰膝酸软;阴虚血少,清窍失荣,血不养心,故头晕耳鸣,失眠多梦;阴虚火旺,故形体消瘦,五心烦热,经色红质稠。舌淡或舌红,苔少,脉细或细数,均为肾阴虚之征。

治法:滋肾养血,调补冲任。

方药:养精种玉汤(《傅青主女科》)。当归、白芍、熟地黄、山茱萸。

方中当归、白芍养血柔肝;熟地黄补益肾精;山茱萸滋养肝肾。全方具滋肾养血填精之功。若胁肋隐痛,两目干涩者,加女贞子、旱莲草柔肝养阴;面色萎黄,头晕眼花者,加龟甲、紫河车填精养血;五心烦热,午后潮热者,加地骨皮、牡丹皮、知母滋阴清热。

2.肝气郁结证

主要证候:婚久不孕症,月经周期先后不定,量或多或少,色暗,有血块,经行腹痛,或经前胸胁、乳房胀痛;情志抑郁,或烦躁易怒;舌淡红,苔薄白,脉弦。

证候分析:肝气郁结,疏泄失常,冲任失和,故婚久不孕症;气机不畅,血海蓄溢失常,故月经周期先后不定,量或多或少;气郁血滞,则经色暗,有血块;足阴肝经循少腹布胁肋,肝失条达,经脉不利,故经前胸胁、乳房胀痛;肝郁气滞,血行不畅,"不通则痛",故经行腹痛;情怀不畅,郁久化火,故情志抑郁,或烦躁易怒。舌淡红,苔薄白,脉弦,均为肝郁之征。

治法:疏肝解郁,理血调经。

方药:开郁种玉汤(《傅青主女科》)。当归、白芍、牡丹皮、香附、白术、茯苓、天花粉。

方中当归、白芍养血柔肝;白术、茯苓健脾培土;牡丹皮凉血活血;香附理气解郁;天花粉清热生津。全方共成疏肝健脾、养血种子之功。若痛经较重者,加延胡索、生蒲黄、山楂化瘀止痛;心烦口苦者,加栀子、夏枯草清泄肝热;胸闷纳少者,加陈皮、砂仁健脾和胃;经前乳房胀痛明显者,加橘核、青皮、玫瑰花理气行滞。

3. 痰湿内阻证

主要证候:婚久不孕症,月经后期,甚或闭经,带下量多,色白质黏;形体肥胖,胸闷呕恶心悸头晕;舌淡胖,苔白腻,脉滑。

证候分析:素体脾虚,聚湿成痰,或肥胖之体,躯脂满溢,内盛,壅冲任,故婚久不孕症;痰阻冲任、胞宫,气机不畅,故月经后期,甚或闭经;湿浊下注,则带下量多,质稠;浊内阻,饮停心下,清阳不升,则胸闷呕恶,头晕心悸。舌淡胖,苔白腻,脉滑,均为痰湿内停之征。

治法:燥湿化痰,理气调经。

方药:苍附导痰丸(《叶氏女科证治》)。茯苓、半夏、陈皮、甘草、苍术、香附、南星、枳壳、生姜、神曲。

方中二陈汤化痰燥湿,和胃健脾;苍术燥湿健脾;香附、枳壳理气行滞;南星燥湿化痰;神曲、生姜健脾和胃,温中化痰。全方有燥湿健脾化痰调经之功。若脾虚食少,神倦乏力者,加人参、白术以益气健脾;脘闷呕恶者,加砂仁、木香以醒脾理气和胃;带下量多者,加虎杖、车前子以除湿止带;兼有血瘀者,可加当归、川芎、川牛膝、王不留行以活血行经。若带下量多者,加芡实、金樱子固涩止带;胸闷气短者,加瓜蒌、石菖蒲宽胸利气;心悸者,加远志祛痰宁心;月经后期,闭经者,加丹参、泽兰养血活血通经。

4. 瘀滞胞宫证

主要证候:婚久不孕症,月经后期,量或多或少,色紫黑,有血块,可伴痛经;平素小腹或少腹疼痛,或肛门坠胀不适;舌质紫暗,边有点,脉弦涩。

证候分析:瘀血内停,冲任阻滞,胞脉不通,故致不孕症;冲任气血不畅,血海不能按时满溢,故月经周期延后,量少,色紫黑;瘀阻冲任,血不归经,则月经量多,有血块;血气滞"不通则痛",故经行腹痛,或小腹、少腹疼痛,肛门坠胀不适。舌质紫暗,边有瘀点,脉弦涩,均为血瘀之征。

治法:活血化瘀,止痛调经。

方药:少腹逐瘀汤(《医林改错》)。肉桂、小茴香、干姜、当归、川芎、赤芍、蒲黄、五灵脂、没药、延胡索。

方中肉桂、干姜、小茴香温经散寒;当归、川芎、赤芍养营活血;蒲黄、五灵脂、没药、延胡索化瘀止痛。寒散血行,冲任、子宫血气调和流畅,自无疼痛之虞。若小腹冷痛较甚,加艾叶、吴茱萸散寒止痛;若凝气闭,痛甚而,四肢冰凉,冷汗淋漓,加附子、细辛、巴戟天回阳散寒;若伴肢体酸重不适,苔白腻,或有冒雨、涉水、久居阴湿之地史,乃寒湿为患,应酌加苍术、茯苓、薏苡仁、羌活以健脾除湿。

5. 其他疗法

(1) 中成药治疗

滋肾育胎丸:每次5 g,每日3次,口服。适用于脾肾两虚证。

右归丸:每次1丸,每日3次,口服。适用于肾阳虚证。

坤泰胶囊:每次6 g,每日2次,口服。适用于心肾不交证。

逍遥丸:每次9 g,每日2次,口服。适用于肝气郁结证。

定坤丹:每次3.5~7.0 g,每日2次,口服。适用于气血不足证。

少腹逐瘀丸:每次1丸,每日2次,口服。适用于瘀阻胞宫证。

(2) 针灸治疗:对由排卵障碍所致的不孕症,应用针灸促进卵泡发育及排卵。体针取关元、中极、三阴交、子宫、气海、足三里等穴,随证加减;灸法以艾灸为主,取神阙、关元等为主穴。

(3) 其他特色治疗:中药外敷、热熨法,中药肛门导入法、穴位注射法及导管介入法等,对输卵管性不孕症有较好疗效,临证多以内治与外治法联合应用。

四、名老中医不孕症特色用药经验

不孕症病因复杂,是临床常见病、疑难病之一。研究名老中医的临床经验、学术思想,从鲜活的临证经验中吸取营养,具有重要的理论价值和现实意义。很多名老中医治疗不孕症用药独具匠心,深研有得。名老中医临证应用花品,取其活血、舒肝、健脾、化浊之效;应用蜈蚣、土鳖虫、水蛭、穿山甲等,取其活血、破癥、通管作用;应用紫河车、鳖甲、鹿角片等动物类药,则取其调补奇经以助孕,结合现代药理研究用药则体现了名老中医用药灵活的鲜明特色。

(一)擅用花药调经治带以种子

花品轻清,芬芳宜人,许多花类药多有辟秽、解毒、活血、舒肝之效,临床多应用花类药调经种子。花者华也,其集精灵之气而生,质轻气香,升发阳气,醒脾悦肝,解郁除烦佳。郁者宜舒,闭者宜宣,调心气、理肝气,唯花类药最宜,花类药物兼具馥郁升清,秉健脾举陷之效,在用药上擅长取花类药物的清疏开达以调益冲任。

1. 疏肝行滞,活血调经

名老中医常应用玫瑰花、素馨花、红花、月季花等治疗肝气郁滞,疏泄失常或气滞血瘀导致的月经失调等。

玫瑰花,"香气最浓,清而不浊,和而不猛,柔肝醒脾,流气活血,宜宣室滞而绝无辛温刚燥之弊,断推气分药之中,最有捷效而最为驯良者,芳香诸品,殆无其匹"。素馨花,"微苦,平。疏肝解郁"。喜用两花合逍遥散治疗因肝郁气滞、疏泄失常而致的月经先后不定期。

红花,"破血、行血、和血、调血之药也"。月季花,"活血、消肿、敷毒"。治疗因气滞血瘀所致痛经、闭经者,多取红花、月季花色红入血,甘温通利,化瘀止痛之效,且常将其与桃仁、牛膝、王不留行等药配伍使用。

也有名老中医常选凌霄花、红花、白残花、合欢花、玫瑰花等治疗肝郁闭经,主张临床调心气、理肝气、疏冲任、利胞脉,唯花类药最宜。认为凌霄花能破瘀通经,凉血祛风,若血实瘀热可配伍牡丹皮;红花色赤入血,少用活血生新,多用则破瘀通经;白残花有清热顺气之效,配山甲可治癥积;合欢花理气解郁,安神明目;玫瑰花疏肝解郁,行气活血。

2. 清营宁络,塞流澄源

"清营而不败真气,化瘀而毋扰血海,清灵燮理,计惟花类。"在临床用药中善取花品之效,配伍得当,治崩止漏,临证常有"清营宁络,塞流澄源"之妙。代表方有五花汤(红花、槐花、白鸡冠花、茅花、水芦花)等。

3. 芳香化浊,健脾止带

凡月经不调兼带下量多、色白或青者,名老中医常选用鸡冠花、厚朴花疗疾。

鸡冠花,味甘、涩,性凉,归肝、大肠经,有收敛止带、止血、止痢之效。厚朴花,微温,善于理气宽中,主要应用于脾胃湿阻气滞之胸腹胀满疼痛,纳少苔腻等证。取两花芳化湿浊、健脾止带之效,每合当归芍药散应用,临床疗效较好。

而治疗湿热下注之带下者,则喜用密蒙花、扁豆花、凌霄花等。

密蒙花,甘平无毒,清热泻火,明目退翳。扁豆花,甘淡而平,消暑化湿。凌霄花,行血分热,能去血中伏火,故主产乳崩漏诸疾及血热生风之证也。临证见带下黄稠臭秽、阴痒者,常以密蒙花、扁豆花、凌霄花合四妙散治之。

(二)应用虫药破瘀通管以助孕

早在《五十二病方》中就有关于虫类药的记载。应用虫类药治疗不孕症,名老中医积累了较为丰富的经验。"以食血之虫,飞者走络中气分,走者走络中血分,可谓无微不入,无坚不破。"如蜈蚣、土鳖虫、水蛭等药的应用,多取其破瘀、通管等效。辨证用药注重配伍,精研药量。

名老中医临证善用虫类药治疗妇科疾病。研究认为土鳖虫、蜈蚣、乌梢蛇、水蛭、九香虫、蚕蛹、地龙、僵蚕、蛞螂为其临证常用9种虫类药。其中,土鳖虫、水蛭多应用于输卵管阻塞性不孕症的治疗中。具体应用中,注重与补益类、活血化瘀类及行气类药物的配伍。其应用蜈蚣治疗妇科崩漏、子宫肌瘤等,用量2条,6~9 g;用土鳖虫治疗闭经、癥瘕积聚等,用量10 g;用水蛭治疗瘀血阻滞型闭经、癥瘕积聚等病证,用量6 g。

应用蜈蚣治疗输卵管性不孕症,常用3~5条入煎剂;用土鳖虫治疗输卵管性不孕症、盆腔炎性疾病后遗症、子宫肌瘤、闭经等,常用6~10 g入煎剂;用水蛭治疗子宫内膜异位症、子宫腺肌病、子宫肌瘤、盆腔炎性疾病后遗症、输卵管性不孕症等,水蛭粉吞服常用3 g,干水蛭入煎剂用6~10 g。

(三)喜用血肉有情之品助孕

叶天士云:"夫精血皆有形,以草木无情之物为补益,声气必不相应……血肉有情,栽培身内之精血,多用自有益。""血肉有情"之品的应用是"以脏治脏"的重要内容之一。研究表明,紫河车中药复方可促进子宫发育并改善内膜容受性等,而鹿角胶、龟板胶等品可调整卵巢功能、子宫状态以提高受孕率。

名老中医结合妇科病证特点,选用紫河车、鳖甲、鹿角片等主调补奇经,每获良效。如经后期以紫河车配地黄填精养血,滋养胞胎;经间期常用炙鳖甲配淫羊藿阴中求阳,补养气血;经前期以鹿角片、香附同用温肾疏肝促进受孕;而对于生育期胞宫偏小,性欲淡漠之不孕症者则以鹿角胶、紫河车通用以温督益任。也有名老中医以"育宫汤"(当归、川芎、赤芍、茺蔚子、紫河车、山药、干地黄、菟丝子、肉苁蓉)治疗子宫发育不良导致的不孕症,疗效较好。

(四)结合现代药理用药提高疗效

在辨证论治前提下,结合现代药理研究成果用药,也是部分名中医治疗不孕症的特色之一。研究表明,温肾填精药可纠正下丘脑-垂体-胸腺内的各个层次不同环节的变化,能促进细胞能量代谢及核酸、蛋白质合成,延缓衰老过程。温补肾阳对细胞和体液免疫能有效调节,减弱外源性激素对肾上腺的免疫抑制作用,从而提高机体免疫功能。名老中医临证常用紫石英、淫羊藿、巴戟天、肉苁蓉、续断、狗脊、杜仲、肉桂、葫芦巴温补肾阳;选枸杞子、菟丝子、女贞子、墨旱莲、制黄精、生地黄、熟地黄、山茱萸等滋补肾阴;择党参、黄芪、蜀椒、煨升麻、炮姜等促排卵。

治疗输卵管性不孕症在全身辨证基础上,结合局部病变表现,有针对性的选用"靶向明确"的药物,如夏枯草、蜈蚣等药,经实验证实有抑制结核分枝杆菌的功效。临床治疗输卵管结核多加用夏枯草、蜈蚣等。

三、其他

(一)备孕

病案

刘某,女,31岁,2023年10月20来诊。主诉:备孕。

现病史:寐差,10月份体重增长2.5 kg。末次月经10月5日,经量正常,带下褐色,身疲乏力,偶胸闷气短,大便正常,一日一行,口干,易上火,脉弦细减,舌可。

辨证:肝郁脾虚血虚。

治法:疏肝健脾养血。

方药:黑逍遥散加减。牡丹皮10 g、柴胡10 g、茯苓15 g、当归10 g、白芍12 g、白术10 g、炙甘草6 g、生姜6 g、薄荷6 g(后下)、熟地黄15 g。7剂,水煎服,日1剂,早晚分服。

二诊(10月27日):大便色黑,腹泻3天,寐差,入睡困难,夜间11点左右入睡,排卵期带下呈褐色,面部痤疮(10月份开始),心烦,脉弦细数,舌红。甲状腺结节,乳腺结节。辨证为阴虚火旺。治以养阴疏肝。方予一贯煎加减。生地黄20 g、麦冬10 g、白芍15 g、南沙参10 g、百合10 g、茯苓15 g、川楝子7 g、炙甘草6 g。7剂,水煎服,日1剂,早晚分服。

服药3个月余,受孕。

[按语] 女子受孕如同播种,若要种子发芽、成长、收获,需要选好种子、准备好土地、选好时间,此为女子备孕需考虑的三个问题。

选好种子。种子即为卵子与精子(本书仅讨论卵子)。女性卵子的发育、成熟,有赖肾精滋养,故培补肝肾为重中之重。

准备好土地。在种地之前,要先将土地整理好,清楚土地中的石头、瓦块、野草等杂物,使土壤表面平整。对应人体,即为子宫"内环境",而子宫内的肌瘤、囊肿、息肉、炎症等,即"石头""瓦块""野草",需提前清除,不然如楛耘失岁,因未提前做好准备,导致孩子先天不足,后期养护更是艰难。

选好时间。主要为环境湿、温度。种地需要湿、温度适宜,若选择四九寒天种地,冻土之中焉能长出绿叶?

该患者脉弦细减,尺脉稍弱,自觉神疲乏力,偶有胸闷气短之症,首先考虑脾虚;兼有夜寐差,易上火,提示肝血不足,心神失养。尺脉稍弱,提示肾精不足。方用黑逍遥散健脾益气,疏肝养血,补肾填精。二诊脉弦细数,舌红少苔,兼有心烦不寐等热象,诊以阴虚火旺,改用一贯煎加减,疏肝滋阴。后患者脉转平稳,连服黑逍遥散健脾养血,后怀孕,嘱停药。

(二)HPV 阳性

病案一

韩某,女,34 岁,2024 年 5 月 19 日来诊。

现病史:4 月 21 日检测 HPV 59 型(+)。脉沉细。

辨证:气血亏虚。

治法:益气补血。

方药:黑逍遥加减。生地黄 10 g、熟地黄 10 g、黄芪 12 g、白术 10 g、当归 10 g、丹参 10 g、柴胡 12 g、白芍 10 g、茯苓 10 g、炙甘草 6 g、陈皮 6 g。7 剂,水煎服,辅以妇科阴道给药 20 日,每日 1 次。

二诊至五诊:继服黑逍遥散加减。

1 个月后复查结果显示正常。

[按语] HPV 阳性属于西医检查结果,或无明显不适症状,但提示有宫颈癌风险,故行治疗。该患者仅有检查结果,无其他明显不适症状,故治疗需从脉象出发。脉沉细,提示气血两虚。方用黑逍遥散加减,同时配合妇科阴道给药,20 次为 1 个疗程。1 个月后复查结果显示正常。

病案二

谷某,女,39岁,2024年3月14日就诊。

现病史:HPV 16型阳性,末次月经3月8日,经期4~7天,睡眠浅,入睡困难,每年夏天体温37℃。脉弦细涩减,舌暗苔腻。

辨证:血虚血瘀。

治法:疏肝养血活血。

方药:逍遥散加减。当归10 g、白芍12 g、柴胡12 g、茯苓10 g、白术10 g、炙甘草6 g、生姜10 g、薄荷10 g、生地黄15 g、赤芍10 g、川牛膝10 g。7剂,水煎服。

此方服完复诊,症状消失。二诊至五诊,方如前法。1个月后复查,HPV呈阴性。

[按语] 脉弦细涩减,舌暗,提示血虚、瘀血。血虚,不能濡养心神,故见睡眠质量差,免疫力低下,HPV阳性。方用逍遥散加赤芍、牛膝之品。服药1周后睡眠正常,1个月后HPV复查呈阴性。

第五章
中医妇科古代经典名方

为贯彻落实《中华人民共和国中医药法》《中共中央国务院关于促进中医药传承创新发展的意见》,推动来源于古代经典名方的中药复方制剂研发,发挥中医药治疗疾病的优势,国家中医药管理局会同国家药品监督管理局于 2018 年 4 月 13 日发布了《古代经典名方目录(第一批)》,于 2023 年 9 月 1 日发布《古代经典名方目录(第二批)》,并于 2020 年 11 月起陆续发布了相关《古代经典名方关键信息表》。本章主要根据上述发布的内容整理出适用于中医妇科证治的 14 首方剂。由于剂型和煎煮法不同,名方中各药折算剂量与备注中的日服量可能存在差异(由小数点进位导致),建议以备注中各药的日服量折算结果进行研发。

第一节 圣愈汤

【出处】

《兰室秘藏》(金·李东垣):"治诸恶疮,血出多而心烦不安,不得睡眠,亡血故也,以此药主之。"

【处方】

生地黄、熟地黄、川芎、人参各三分,当归身、黄芪各五分。

【药物基原、用药部分、炮制规格与折算剂量】

1. 地黄

玄参科植物地黄 *Rehmannia glutinosa* Libosch. 的干燥块根,生品,1.24 g。

2. 熟地黄

玄参科植物地黄 *Rehmannia glutinos*a Libosch. 的干燥块根的炮制加工品,熟地黄(蒸法),14 g。

3. 川芎

伞形科植物川芎 *Ligusticum chuanxiong* Hort. 的干燥根茎,生品,1.24 g。

4. 人参

五加科植物人参 *Panax ginseng* C. A. Mey. 的干燥根和根茎,生品,1.24 g。

5. 当归

伞形科植物当归 *Angelica sinensis* (Oliv.) Diels. 的干燥主根,生品,2.07 g。

6. 黄芪

豆科植物蒙古黄芪 *Astragalus membranaceus*(Fisch.)Bge. var. *mongholicus*(Bge.)Hsiao 或膜荚黄芪 *Astragalus membra naceus*(Fisch.)Bge. 的干燥根,生品,2.07 g。

【制法与剂型】

上㕮咀,如麻豆大,都作一服。水二大盏,煎至一盏,去滓,稍热无时服。煮散。

【用法用量】

上药粉碎成粗粒,每服 90 g,以水 1 200 mL,煮取 300 mL,去药渣,稍热无时服。

【功效与主治】

1. 功效

补气养血。

2. 主治

气血亏虚证。症见心烦,睡卧不宁,或女性月经先期而至,量多色淡,神疲乏力,面色无华,舌淡,苔薄白,脉细弱。

【备注】

本方直接折算剂量并非每日服量,结合方剂组成及每服量,按日服 3 次计算,则本方的日服总量约为 27.30 g,各药的日服量折算如下:地黄 3.72 g、熟地黄 3.72 g、川芎 3.72 g、人参 3.72 g、当归 6.21 g、黄芪 6.21 g。

第二节 乌药汤

【出处】

《兰室秘藏》(金·李东垣):"治妇人血海疼痛。"

【处方】

当归、甘草、木香各五钱,乌药一两,香附子二两(炒)。

【药物基原、用药部分、炮制规格与折算剂量】

1. 当归

伞形科植物当归 Angelica sinensis (Oliv) Diels. 的干燥根,生品,20.65 g。

2. 甘草

豆科植物甘草 Glycyrrhiza uralensis Fisch. 的干燥根和根茎,生品,20.65 g。

3. 木香

菊科植物木香 Aucklandia lappa Decne. 的干燥根,生品,20.65 g。

4. 乌药

樟科植物乌药 Lindera aggregata (Sims) Kosterm. 的干燥块根,生品,41.30 g。

5. 香附

莎草科植物莎草 Cyperus rotundus L. 的干燥根茎,炒香附,82.60 g。

【制法与剂型】

上咬咀,每服五钱,水二大盏,去滓。煮散。

【用法用量】

上药粉碎为粗粒,每服 20.65 g,以水 1 200 mL,煮取 300 mL,去药渣,饭前温服。

【功效与主治】

1. 功效

行气疏肝,调经止痛。

2. 主治

肝郁气滞之痛经。症见经前及经行时小腹胀痛,胀甚于痛,或连及胸胁、乳房胀痛;或经期延后,舌淡红,苔薄白,脉弦。

【备注】

(1)本方直接折算剂量并非每日服量,结合方剂组成及每服量,按日服 3 次计算,则本方的日服总量约为 61.95 g,各药的日服量折算如下:当归 6.88 g,甘草 6.88 g,木香 6.88 g,乌药 13.77 g,炒香附 27.54 g。

(2)炒香附:参考《中华人民共和国药典》(简称《中国药典》)2020 年版清炒法进行炮制。

(3)本方未注明煎煮剩余水量,参考圣愈汤将剩余水量定为一盏,即 300 mL。

第三节 清经散

【出处】

《傅青主女科》(清·傅山):"妇人有先期经来者,其经甚多,人以为血热之极也,谁知是肾中水火太旺乎……治之法但少清其热,不必泄其水也。方用清经散。"

【处方】

丹皮三钱,地骨皮五钱,白芍三钱(酒炒),大熟地三钱(九蒸),青蒿二钱,白茯苓一钱,黄柏五分(盐水浸,炒)。

【药物基原、用药部分、炮制规格与折算剂量】

1. 牡丹皮

毛茛科植物牡丹 *Paeonia sufruticosa* Andr. 的干燥根皮,生品,11.19 g。

2. 地骨皮

茄科植物枸杞 *Lycium chinense* Mill. 的干燥根皮,生品,18.65 g。

3. 白芍

毛茛科植物芍药 *Paeonia lactiflora* Pall. 的干燥根,酒白芍,11.19 g。

4. 熟地黄

玄参科植物地黄 *Rehmannia glutinosa* Libosch. 根茎的炮制加工品,熟地黄(蒸法),11.19 g。

5. 青蒿

菊科植物黄花蒿 *Artemisia annua* L. 的干燥地上部分,生品,7.46 g。

6. 茯苓

多孔菌科真菌茯苓 *Poria cocos* (Schw.) Wolf. 的白色干燥菌核,生品,3.73 g。

7. 黄柏

芸香科植物黄皮树 *Phellodendron chinense* Schneid. 的干燥树皮,盐黄柏,1.87 g。

【制法与剂型】

水煎服。汤剂。

【用法】

水煎服。

【功效与主治】

1. 功效

清热养阴,凉血调经。

2. 主治

阴虚火旺之月经先期。症见月经先期量多,色深红或紫,质黏稠,或伴心烦,面红口干,小便短黄,大便燥结,舌红,苔黄,脉弦细数。

【备注】

本方未明确是日服量还是单次服量,建议将原方剂量作为每日服用量,分3次服。

第四节　清肝止淋汤

【出处】

《傅青主女科》(清·傅山):"妇人有带下而色红者,似血非血,淋沥不断,所谓赤带也……治法须清肝火而扶脾气,则庶几可愈。方用清肝止淋汤。"

【处方】

白芍一两(醋炒),当归一两(酒洗),生地五钱(酒炒),阿胶三钱(白面炒),粉丹皮三钱,黄柏二钱,牛膝二钱,香附一钱(酒炒),红枣十个,小黑豆一两。水煎服。

【药物基原、用药部分、炮制规格与折算剂量】

1. 白芍

毛茛科植物芍药 Paeonia lactiflora Pall. 的干燥根,醋白芍,37.30 g。

2. 当归

伞形科植物当归 Angelica sinensis (Olio.) Diels. 的干燥根,酒当归,37.30 g。

3. 地黄

玄参科植物地黄 Rehmannia glutinosa Libosch. 的干燥块根,酒地黄,18.65 g。

4. 阿胶

马科动物驴 Equus asinus L. 的皮经煎煮、浓缩制成的固体胶,白面炒阿胶,11.19 g。

5. 牡丹皮

毛茛科植物牡丹 *Paeonia suffruticosa* Andr. 的干燥根皮,生品,11.19 g。

6. 黄柏

芸香科植物黄皮树 *Phellodendron chinense* Schneid. 的干燥树皮,生品,7.46 g。

7. 牛膝

苋科植物牛膝 *Achyranthes bidentata* Bl. 的干燥根,生品,7.46 g。

8. 香附

莎草科植物莎草 *Cyperus rotundus* L. 的干燥根茎,酒香附,3.73 g。

9. 大枣

鼠李科植物枣 *Ziziphus jujuba* Mill. 的干燥成熟果实,生品,30.00 g。

10. 小黑豆

豆科植物野大豆 *Glycine soja* Sieb. et Zucc. 的干燥成熟种子,生品,37.30 g。

【制法与剂型】

水煎服。汤剂。

【用法】

水煎服。

【功效与主治】

1. 功效

养血柔肝,清热化湿。

2. 主治

肝旺脾虚,湿热下注证。症见带下色红,淋漓不断,或见经间期出血,色深红质稠,舌红苔黄腻,脉滑数。

【备注】

(1)鉴于古代"酒洗""酒炒"炮制方法演变到现代,与"酒炙"法内涵基本一致,建议采用酒炙法。酒地黄、酒香附:建议参考《中国药典》2020年版酒炙法进行炮制。

（2）醋白芍：建议参考《中国药典》2020年版醋炙法进行炮制。

（3）白面炒阿胶：建议参考《中国药典》2020年版炒法，以白面粉为辅料进行炮制。

（4）小黑豆：建议参考《浙江省中药炮制规范》1986年版收载的"野大豆"规格。

（5）本方原文未明确是日服量还是单次服量，建议将原方剂量作为每日服用量，分3次服。

第五节　两地汤

【出处】

《傅青主女科》（清·傅山）："又有先期经来只一、二点者，人以为血热之极也，谁知肾中火旺而阴水亏乎……治之法不必泄火，只专补水，水既足而火自消矣，亦既济之道也。方用两地汤。"

【处方】

大生地一两（酒炒），元参一两，白芍药五钱（酒炒），麦冬肉五钱，地骨皮三钱，阿胶三钱。

【药物基原、用药部分、炮制规格与折算剂量】

1. 地黄

玄参科植物地黄 Rehmannia glutinosa Libosch. 的干燥块根，酒生地，37.30 g。

2. 玄参

玄参科植物玄参 Scrophularia ningpoensis Hemsl. 的干燥根，生品，37.30 g。

3. 白芍

毛茛科植物芍药 Paeonia lactiflora Pall. 的干燥根，酒白芍，18.65 g。

4. 麦冬

百合科植物麦冬 Ophiopogon japonicus (L. f) Ker-Gawl. 的干燥块根，生

品,18.65 g。

5. 地骨皮

茄科植物枸杞 *Lycium chinense* Mill. 的干燥根皮,生品,11.19 g。

6. 阿胶

马科动物驴 *Equus asinus* L. 的皮经煎煮、浓缩制成的固体胶,生品,11.19 g。

【制法与剂型】

水煎服。汤剂。

【用法】

水煎服。

【功效与主治】

1. 功效

养阴清热,凉血调经。

2 主治

阴虚血热之月经先期。症见经来先期,量少或量多,色红质稠,或见两颧潮红,手足心热,咽干口燥,舌红少苔,脉细数。

【备注】

(1)酒生地:建议参考《中国药典》2020年版酒炙法进行炮制。

(2)本方原文未明确是日服量还是单次服量,建议将原方剂量作为每日服用量,分3次服。

第六节 桃核承气汤

【出处】

《伤寒论》(汉·张仲景):"太阳病不解,热结膀胱,其人如狂,血自下,下者愈。其外不解者,尚未可攻,当先解其外;外解已,但少腹急结者,乃可攻之,宜桃核承气汤。"

【处方】

桃仁五十个(去皮尖),大黄四两,桂枝二两(去皮),甘草二两(炙),芒硝二两。

【药物基原、用药部分、炮制规格与折算剂量】

1. 桃仁

蔷薇科植物山桃 *Prunus davidiana* (Carr.) Franch. 的干燥成熟种子,燀桃仁,13.50 g。

2. 大黄

蓼科植物掌叶大黄 *Rheum palmatum* L. 或唐古特大黄 *Rheum tanguticum* Maxim. ex Balf. 或药用大黄 *Rheum officinale* Baill. 的干燥根及根茎,生品,55.20 g。

3. 桂枝

樟科植物肉桂 *Cinnamomum cassia* Presl 的干燥嫩枝,生品,27.60 g。

4. 甘草

豆科植物甘草 *Glycyrrhiza uralensis* Fisch. 的干燥根和根茎,炒甘草,27.60 g。

5. 芒硝

硫酸盐类矿物芒硝族芒硝,经加工精制而成的结晶体,主含含水硫酸钠($Na_2SO_4 \cdot 10H_2O$),生品,27.60 g。

【制法与剂型】

上五味,以水七升,煮取二升半,去滓,内芒硝,更上火,微沸下火,先食温服五合,日三服。汤剂。

【用法用量】

上五味,加水 1 400 mL,煮取 500 mL,去药渣后加入芒硝,再加热至沸腾。饭前温服 100 mL,日 3 次。

【功效与主治】

1. 功效

逐瘀泻热。

2. 主治

下焦蓄血证。症见少腹急结,小便自利,甚则烦躁谵语,神志如狂,至夜发热,以及血瘀经闭,痛经,脉沉实而涩者。

【备注】

(1)据原方中煎煮法"煮取二升半""温服五合",可知本方每服量为煎出总量的1/5。故本方每次的服药量为:桃仁2.70 g,大黄11.04 g,桂枝5.52 g,甘草5.52 g,芒硝5.52 g。根据张仲景方剂服药法中"不必尽剂"、随证变化、灵活施用的特点,日服用次数建议1~3次,根据临床实际遵医嘱使用。

上述折算剂量系依汉代度量衡直接折算,若与当今主流用量严重不符,在固定原方比例和每服量的基础上,结合安全性评价结果及临床用药实际确定日服总量。

(2)炒甘草:建议参考《中国药典》2020年版清炒法("将甘草原药材除去杂质,洗净,润透,切厚片,炒至微黄")进行炮制。

第七节　宣郁通经汤

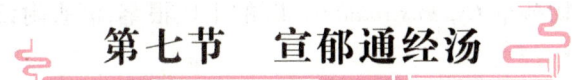

【出处】

《傅青主女科》(清·傅山):"妇人有经前腹疼数日,而后经水行者,其经来多是紫黑块,人以为寒极而然也,谁知是热极而火不化乎……治法似宜大泄肝中之火,然泄肝之火,而不解肝之郁,则热之标可去,而热之本未除也,其何能益!方用宣郁通经汤。"

【处方】

白芍五钱(酒炒),当归五钱(酒洗),丹皮五钱,山栀子三钱(炒),白芥子二钱(炒研),柴胡一钱,香附一钱(酒炒),川郁金一钱(醋炒),黄芩一钱(酒炒),生甘草一钱。水煎服。

【药物基原、用药部分、炮制规格与折算剂量】

1. 白芍

毛茛科植物芍药 *Paeonia lactiflora* Pall. 的干燥根,酒白芍,18.65 g。

2. 当归

伞形科植物当归 *Angelica sinensis* (Oliv.) Diels. 的干燥根,酒当归,18.65 g。

3. 牡丹皮

毛茛科植物牡丹 *Paeonia suffruticosa* Andr. 的干燥根皮,生品,18.65 g。

4. 栀子

茜草科植物栀子 *Gardenia jasminoides* Ellis. 的干燥成熟果实,炒栀子,11.19 g。

5. 白芥子

十字花科植物白芥 *Sinapis alba* L. 的干燥成熟种子,炒芥子,7.46 g。

6. 柴胡

伞形科植物狭叶柴胡 *Bupleurum scorzonerifolium* Willd. 或柴胡 *Bupleurum chinense* DC. 的干燥根,生品,3.73 g。

7. 香附

莎草科植物莎草 *Cyperus rotundus* L. 的干燥根茎,酒香附,3.73 g。

8. 姜黄

姜科植物姜黄 *Curcuma longa* L. 的干燥根茎,醋姜黄,3.73 g。

9. 黄芩

唇形科植物黄芩 *Scutellaria baicalensis* Georgi 的干燥根,酒黄芩,3.73 g。

10. 甘草

豆科植物甘草 *Glycyrrhiza uralensis* Fisch. 的干燥根和根茎,生品,3.73 g。

【制法与剂型】

水煎服。汤剂。

【用法】

水煎服。

【功效与主治】

1. 功效

疏肝泻火,理气养血。

2. 主治

肝郁化火之经前腹痛证。症见经前腹痛，少腹尤甚，经来多紫黑瘀块者。

【备注】

历代郁金的来源根据所记载的产地、花期、花葶着生方式、根部形态特征、颜色以及历代所绘药图等可以明确为今姜科植物 Curcuma longa L. 的干燥根茎，本属其他多种植物的根茎则根据不同的加工方式分为莪术、姜黄和片姜黄，互有演变，但药用部位均为根茎，未见块根；自清代中后期以来受产量、交通等因素影响，逐步将本属多种植物的卵形或纺锤形块根作为郁金使用，而 Curcuma longa L. 的干燥根茎则被逐步称为"姜黄"。本属多种植物的根茎因疗效明确，自唐代以来被纳入本草沿用至今，而块根与根茎成分差异极大，有鉴于此，建议本方川郁金以姜科植物 Curcuma longa L. 的干燥根茎为来源，然因目前《中国药典》2020 年版已将该来源定为姜黄，并将本属多种植物的块根定为郁金来源，为避免名称混乱，因此将药味名称表述为姜黄，原方标注醋炒，可参考《中国药典》2020 年版炮制通则中的醋炙法进行炮制。

第八节　清心莲子饮

【出处】

《太平惠民和剂局方》（宋·太平惠民和剂局）："治心中蓄积，时常烦躁，因而思虑劳力，忧愁抑郁，是致小便白浊，或有沙膜，夜梦走泄，遗沥涩痛，便赤如血；或因酒色过度，上盛下虚，心火炎上，肺金受克，口舌干燥，渐成消渴，睡卧不安，四肢倦怠，男子五淋，妇人带下赤白；及病后气不收敛，阳浮于外，五心烦热。药性温平，不冷不热，常服清心养神，秘精补虚，滋润肠胃，调顺血气。"

【处方】

黄芩、麦门冬（去心）、地骨皮、车前子、甘草（炙）各半两，石莲肉（去心）、白茯苓、黄芪（蜜炙）、人参各七钱半。

【药物基原、用药部分、炮制规格与折算剂量】

1. 黄芩

唇形科植物黄芩 *Scutellaria baicalensis* Georgi 的干燥根,生品,20.65 g。

2. 麦冬

百合科植物麦冬 *Ophiopogon japonicus* (L. f) Ker-Gawl. 的干燥块根,生品,20.65 g。

3. 地骨皮

茄科植物枸杞 *Lycium chinense* Mill. 的干燥根皮,生品,20.65 g。

4. 车前子

车前科植物车前 *Plantago asiatica* L. 的干燥成熟种子,生品,20.65 g。

5. 甘草

豆科植物甘草 *Glycyrrhiza uralensis* Fisch. 的干燥根和根茎,炒甘草,20.65 g。

6. 莲子

睡莲科植物莲 *Nelumbo nucifera* Gaertn. 的干燥成熟种子,生品,30.98 g。

7. 茯苓

多孔菌科真菌茯苓 *Poria cocos* (Schw.) Wolf 的白色干燥菌核,生品,30.98 g。

8. 黄芪

豆科植物蒙古黄芪 *Astragalus membranaceus* (Fisch.) Bge. var. *mongholicus* (Bge.) Hsiao. 或膜荚黄芪 *Astragalus membra naceus* (Fisch.) Bge. 的干燥根,炙黄芪,30.98 g。

9. 人参

五加科植物人参 *Panax ginseng* C. A. Mey. 的干燥根和根茎,生品,30.98 g。

【制法与剂型】

上剉散。每三钱,麦门冬十粒,水一盏半,煎取八分,去滓,水中沉冷,空心,食前服。煮散。

【用法用量】

上药粉碎成粗粒,每服12.39 g,麦冬3 g,加水450 mL,煎取240 mL,去药渣,饭前冷服。

【功效与主治】

1. 功效

益气养阴,清心泻火,止淋化浊。

2. 主治

心火偏旺,气阴两虚,湿热下注证。症见遗精淋浊,血崩带下,遇劳则发,或腰膝酸软,或消渴,失眠多梦,口干舌燥,烦躁发热,倦怠乏力。

【备注】

(1) 本方直接折算剂量并非每日服量,结合方剂组成及每服量,按日服3次计算,则本方的日服总量约为37.17 g,各药的日服量折算如下:黄芩3.38 g,麦冬3.38 g,地骨皮3.38 g,车前子3.38 g,甘草3.38 g,莲子5.07 g,茯苓5.07 g,黄芪5.07 g,人参5.07 g。另加麦冬9.00 g。

(2) 麦冬传统去心,为历代所沿用,延续至今,如《中国药典》1963年版麦冬炮制项内明确"润透后抽去心",自《中国药典》1977年版起不再要求去心。当前麦冬不同产地生产方式有较大区别,不同栽培年限所致性状、气味及内在成分含量均有差异,品质差异较大,栽培年限过短者中柱细小,有鉴于此,建议参考《浙江省中药炮制规范》2015年版所规定的浙麦冬饮片规格入药;《中国药典》2020年版莲子炮制项内已做去心要求,因此按现行标准不再单独加注。

(3) 炒甘草:建议参考《中国药典》2020年版中清炒法进行炮制。

第九节　固阴煎

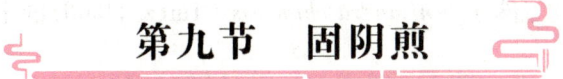

【出处】

《景岳全书》(明·张景岳):"治阴虚滑泄,带浊淋遗,及经水因虚不固等证。此方专主肝肾。"

【处方】

人参随宜,熟地三、五钱,山药二钱(炒),山茱萸一钱半,远志七分(炒),炙甘草一、二钱,五味子十四粒,菟丝子二、三钱(炒香)。

【药物基原、用药部分、炮制规格与折算剂量】

1. 人参

五加科植物人参 Panax ginseng C. A. Mey. 的干燥根和根茎,生品,7.46 g。

2. 熟地黄

玄参科植物地黄 Rehmannia glutinosa Libosch. 的干燥块根,熟地黄(蒸法),14.92 g。

3. 山药

薯蓣科植物薯蓣 Dioscorea opposita Thunb. 的干燥根茎,清炒山药,7.46 g。

4. 山茱萸

山茱萸科植物山茱萸 Cornus officinalis Sieb. et Zucc. 的干燥成熟果肉,生品,5.60 g。

5. 远志

远志科植物远志 Polygala tenuifolia Willd. 或卵叶远志 Polygala sibirica L. 的干燥根,制远志,2.61 g。

6. 甘草

豆科植物甘草 Glycyrrhiza uralensis Fisch. 的干燥根和根茎,炒甘草,5.60 g。

7. 五味子

木兰科植物五味子 Schisandra chinensis (Turcz.) Baill. 的干燥成熟果实,生品,2.00 g。

8. 菟丝子

旋花科植物菟丝子 Cuscuta chinensis Lam. 的干燥成熟种子,炒菟丝子,9.33 g。

【制法与剂型】

水二盅,煎七分。汤剂。

【用法用量】

上药加水 400 mL,煎至 140 mL,食远温服。

【功效与主治】

1. 功效

滋补肝肾,固涩调经。

2. 主治

肝肾阴虚证。症见妇人崩漏、带下、产后恶露不止、阴挺及男子遗精滑泄,舌淡苔少,脉细或弱。

【备注】

(1)人参未明确具体用量,在张景岳《景岳全书》中多取 2 钱,故本方中亦取人参 2 钱,即 7.46 g。

(2)本方未明确是日服量还是单次服量,建议结合临床实际,日 1~3 剂,遵医嘱使用。

(3)清炒山药、炒菟丝子:参照《中国药典》2020 年版中清炒法进行炮制。

第十节　保阴煎

【出处】

《景岳全书》(明·张景岳):"治男妇带浊遗淋,色赤带血,脉滑多热,便血不止,及血崩血淋,或经期太早,凡一切阴虚内热动血等证。"

【处方】

生地、熟地、芍药各二钱,山药、川续断、黄芩、黄柏各一钱半,生甘草一钱。

【药物基原、用药部分、炮制规格与折算剂量】

1. 地黄

玄参科植物地黄 *Rehmannia glutinosa* Libosch. 的干燥块根,生品,7.46 g。

2. 熟地黄

玄参科植物地黄 *Rehmannia glutinosa* Libosch. 的干燥块根的炮制加工品,熟地黄(蒸法),7.46 g。

3. 白芍

毛茛科植物芍药 *Paeonia lactiflora* Pall 的干燥根,生品,7.46 g。

4. 山药

薯蓣科植物薯蓣 *Dioscorea opposita* Thunb. 的干燥根茎,生品,5.60 g。

5. 续断

川续断科植物川续断 *Dipsacus asper* Wall. ex Henry. 的干燥根,生品,5.60 g。

6. 黄芩

唇形科植物黄芩 *Scutellaria baicalensis* Georgi 的干燥根,生品,5.60 g。

7. 黄柏

芸香科植物黄皮树 *Phellodendron chinense* Schneid. 的干燥树皮,生品,5.60 g。

8. 甘草

豆科植物甘草 *Glycyrrhiza uralensis* Fisch. 的干燥根和根茎,生品,3.73 g。

【制法与剂型】

水二盏,煎七分。汤剂。

【用法用量】

上药加水 400 mL,煎至 140 mL,食远温服。

【功效与主治】

1. 功效

滋阴清热,固冲止血。

2. 主治

阴虚内热动血证。症见带下淋浊，色赤带血，血崩便血，月经先期，舌红苔黄，脉滑数。

【备注】

本方未明确是日服量还是单次服量，建议结合临床实际，日1～3剂，遵医嘱使用。

第十一节　完带汤

【出处】

《傅青主女科》（清·傅山）："妇人有终年累月下流白物，如涕如唾，不能禁止，甚则臭秽者，所谓白带也……治法宜大补脾胃之气，稍佐以舒肝之品，使风木不闭塞于地中，则地气自升腾于天上，脾气健而湿气消，自无白带之患矣。方用完带汤。"

【处方】

白术一两（土炒），山药一两（炒），人参二钱，白芍五钱（酒炒），车前子三钱（酒炒），苍术三钱（制），甘草一钱，陈皮五分，黑芥穗五分，柴胡六分。

【药物基原、用药部分、炮制规格与折算剂量】

1. 白术

菊科植物白术 *Atractylodes macrocephala* Koidz. 的干燥根茎，土炒白术，37.30 g。

2. 山药

薯蓣科植物薯蓣 *Dioscorea opposita* Thunb. 的干燥根茎，清炒山药，37.30 g。

3. 人参

五加科植物人参 *Panax ginseng* C. A. Mey. 的干燥根和根茎，生品，7.46 g。

4. 白芍

毛茛科植物芍药 *Paeonia lactiflora* Pall. 的干燥根,酒白芍,18.65 g。

5. 车前子

车前科植物车前 *Plantago asiatica* L. 的干燥成熟种子,酒车前子,11.19 g。

6. 苍术

菊科植物茅苍术 *Atractylodes lancea*(Thunb.)DC. 或北苍术 *Atractylodes chinensis*(DC.)Koidz. 的干燥根茎,麸炒苍术,11.19 g。

7. 甘草

豆科植物甘草 *Glycyrrhiza uralensis* Fisch. 的干燥根和根茎,生品,3.73 g。

8. 陈皮

芸香科植物橘 *Citrus reticulate* Blanco 及其栽培变种的干燥成熟果皮,生品,1.87 g。

9. 荆芥穗炭

唇形科植物荆芥 *Schizonepeta tenuisfolia* Briq. 的干燥花穗,荆芥穗炭,1.87 g。

10. 柴胡

伞形科植物柴胡 *Bupleurum chinense* DC. 或狭叶柴胡 *Bupleurum scorzonerifolium* Willd. 的干燥根,生品,2.24 g。

【制法与剂型】

水煎服。汤剂。

【用法】

水煎服。

【功效与主治】

1. 功效

补脾疏肝,化湿止带。

2. 主治

带下病,肝郁脾虚、湿浊下注证。症见带下色白或淡黄,清稀无臭,面色㿠白,倦怠便溏,舌淡苔白,脉缓或濡弱。

【备注】

土炒白术:建议参考《全国中药饮片炮制规范》1988年版中方法进行炮制。

第十二节　温经汤

【出处】

《妇人大全良方》(宋·陈自明):"若经道不通,绕脐寒疝痛彻,其脉沉紧。此由寒气客于血室,血凝不行,结积血为气所冲,新血与故血相搏,所以发痛。譬如天寒地冻,水凝成冰。宜温经汤及桂枝桃仁汤、万病丸。"

【处方】

当归、川芎、芍药、桂心、牡丹皮、莪术各半两,人参、甘草、牛膝各一两。

【药物基原、用药部分、炮制规格与折算剂量】

1. 当归

伞形科植物当归 Angelica sinensis (Oliv.) Diels. 的干燥主根,酒当归,20.60 g。

2. 川芎

伞形科植物川芎 Ligusticum chuanxiong Hort. 的干燥根茎,生品,20.60 g。

3. 白芍

毛茛科植物芍药 Paeonia lactiflora Pall. 的干燥根,生品,20.60 g。

4. 肉桂

樟科植物肉桂 Cinnamomum cassia Presl. 的干燥树皮,生品,20.60 g。

5. 莪术

姜科植物蓬莪术 Curcuma phaeocaulis Val. 或广西莪术 Curcuma kwangsiensis S. G. Lee et C. F. Liang. 或温郁金 Curcuma wenyujin Y. H. Chen et C. Ling. 的干燥根茎,醋莪术,20.6 g。

6. 人参

五加科植物人参 *Panax ginseng* C. A. Mey. 的干燥根和根茎,生品,41.30 g。

7. 牛膝

苋科植物牛膝 *Achyranthes bidentata* Bl. 的干燥根,酒牛膝,41.30 g。

8. 甘草

豆科植物甘草 *Glycyrrhiza uralensis* Fisch. 的干燥根和根茎,炒甘草,41.30 g。

【制法与剂型】

上㕮咀,每服五钱。水一盏半,煎至八分。煮散。

【用法用量】

粉碎成粗粒,每服20 g,加水450 mL,煎至240 mL,去滓温服。

【功效与主治】

1. 功效

温经补虚,化瘀止痛。

2. 主治

血海虚寒,气血凝滞证。症见妇人月经不调,脐腹作痛,脉沉紧。

【备注】

(1)鉴于《妇人大全良方》卷首之"辨识修制药物法度"总论性章节中提及诸多药物的炮制,涉及本方中当归条下注明"微炒",且以酒处理,考历代关于当归以酒为辅料炮制的沿革,古代关于酒洗后用焙还是炒等并无十分严格的界定,清代后多数转为炒干,延续至今成为酒炙法,因此建议参考酒当归炮制规格;涉及本方中牛膝,在"辨识修制药物法度"章节中川牛膝条下言其酒制加工,经考证该时期川牛膝与今所用牛膝 *Achyranthes bidentata* Bl. 基原一致,其所提的酒制加工方法与今之酒炙法相似,因此建议参考酒牛膝炮制规格;涉及本方中甘草条下注明"炙黄",其方法接近于《中国药典》的清炒法,因此建议以清炒法进行炮制;涉及本方中莪术条下注明"二味并用湿纸煨炮令香软,细切,或更用盐醋浸泡半日用",结合现今临床多采用醋制,以减毒增效,因此建议采用醋莪术炮制规格。

（2）本方原用量并非每日服量,结合组成剂量和制服法折算结果,按日服 3 次计算,则本方的日服总量为 60 g,各药的日服量如下：当归 5 g,川芎 5 g,白芍 5 g,肉桂 5 g,牡丹皮 5 g,莪术 5 g,人参 10 g,甘草 10 g,牛膝 10 g。

第十三节　桃红四物汤

【出处】

《妇科冰鉴》（清·柴得华）："血多有块,色紫稠粘者,有瘀停也,桃红四物汤随其流以逐之。"

【处方】

生地三钱（酒洗）,当归四钱（酒洗）,白芍钱五分（酒炒）,川芎一钱,桃仁十四粒（去皮尖研泥）,红花一钱（酒洗）。

【药物基原、用药部分、炮制规格与折算剂量】

1. 地黄

玄参科植物地黄 Rehmannia glutinosa Libosch. 的干燥块根,酒地黄,11.19 g。

2. 当归

伞形科植物当归 Angelica sinensis (Oliv.) Diels. 的干燥主根,酒当归,14.92 g。

3. 白芍

毛茛科植物芍药 Paeonia lactiflora Pall. 的干燥根,酒白芍,5.60 g。

4. 川芎

伞形科植物川芎 Ligusticum chuanxiong Hort. 的干燥根茎,生品,3.73 g。

5. 桃仁

蔷薇科植物桃 Prunus persica (L.) Batsch. 或山桃 Prunus davidiana (Carr.) Franch. 的干燥成熟种子,燀桃仁（研泥）,3.78 g。

6. 红花

菊科植物红花 Carthamus tinctorius L. 的干燥花,红花（酒洗）,3.78 g。

【制法与剂型】

水煎温服。汤剂。

【用法】

水煎温服。

【功效与主治】

1. 功效

养血,活血,逐瘀。

2. 主治

血虚血瘀证。症见女性月经不调,血多有块,色紫质黏,腹痛,腹胀等。

【备注】

鉴于古代"酒洗"炮制方法演变到现代,与"酒炙"法内涵基本一致,且有国家标准,建议采用酒炙法。

第十四节　易黄汤

【出处】

《傅青主女科》(清·傅山):"妇人有带下而色黄者,宛如黄茶浓汁,其气腥秽,所谓黄带是也……法宜补任脉之虚,而清肾火之炎,则庶几矣。方用易黄汤。"

【处方】

山药一两(炒),芡实一两(炒),黄柏二钱(盐水炒),车前子一钱(酒炒),白果十枚(碎)。

【药物基原、用药部分、炮制规格与折算剂量】

1. 山药

薯蓣科植物薯蓣 *Dioscorea opposita* Thunb. 的干燥根茎,清炒山药,37.30 g。

2. 芡实

睡莲科植物芡 *Euryale ferox* Salisb. 的干燥成熟种仁,清炒芡实,37.30 g。

3. 黄柏

芸香科植物黄皮树 *Phellodendron chinense* Schneid. 的干燥树皮,盐黄柏,7.46 g。

4. 车前子

车前科植物车前 *Plantago asiatica* L. 的干燥成熟种子,酒车前子,3.73 g。

5. 白果

银杏科植物银杏 *Ginkgo biloba* L. 的干燥成熟种子,生品,10.00 g。

【制法与剂型】

水煎服。汤剂。

【用法】

水煎服。

【功效与主治】

1. 功效

固肾止带,清热祛湿。

2. 主治

肾虚湿热带下证。症见带下黏稠量多,色黄如浓茶汁,其气腥秽,舌红,苔黄腻。

【备注】

山药、芡实参考《中国药典》2020年版炮制通则清炒法进行炮制,车前子参考酒炙法进行炮制。

参考文献

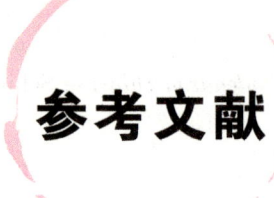

[1] 邢玉瑞,张喜德,孙理军,等.中医经典词典[M].北京:人民卫生出版社,2016.

[2] 罗颂平.中华医学百科全书.中医妇科学[M].北京:中国协和医科大学出版社,2020.

[3] 冯晓玲,张婷婷.中医妇科学[M].北京:中国中医药出版社,2021.

[4] 罗颂平,齐聪.中医妇科学[M].北京:中国中医药出版社,2019.

[5] 马红霞.中医妇科特色疗法[M].北京:中国中医药出版社,2022.

[6] 王洪图.黄帝内经研究大成[M].北京:北京出版社,1997.

[7] 徐莲薇.中医妇科常见病证辨证思路与方法[M].北京:人民卫生出版社,2020.

[8] 张仲景,王叔和.金匮要略方论[M].北京:人民卫生出版社,2012.

[9] 李中梓.医宗必读[M].北京:人民卫生出版社,2006.

[10] 王占利,傅金英.中医妇科学的内涵与外延初探[J].中医临床研究,2018,1(2):131-132.

[11] 叶笑.百年中医妇科发展史研究[D].北京:中国中医科学院,2014.

[12] 李士懋,田淑霄.李士懋田淑霄医学全集[M].北京:中国中医药出版社,2015.

[13] 傅燕儿.近代中医妇科发展影响因素研究[D].上海:上海中医药大学,2019.

[14] 张介宾.景岳全书[M].上海:上海科学技术出版社,1959.

[15] 胡国,罗颂平.全国中医妇科流派名方精粹[M].北京:中国中医药出版

社,2016.

[16] 罗颂平,刘雁峰.中医妇科学临床研究[M].2版.北京:人民卫生出版社,2021.

[17] 王丽颖,刘孟宇,宇文亚,等.《中医妇科常见病诊疗指南》临床应用评价研究.[J].中国中药杂志,2017,42(17):3262-3266.

[18] 刘程程.不孕症中医证型分布规律及相关因素分析[D].沈阳:辽宁中医药大学,2021.

[19] 赵凯维,张玉辉,刘理想.妇科名老中医不孕症特色用药经验撷要[J].中国中医药现代远程教育,2017,15(13):149-151.

[20] 余丽金,肖淑,许艳.暖宫保孕丸联合二甲双胍对多囊卵巢综合征的临床效果研究[J].世界中医药,2020,15(22):3458-3461.

[21] 王奕博,黄平情,杜媛媛,等.基于第一批经典名方的分析与思考[J].中国中药杂志,2019,44(11):2191-2196.

[22] 来承璐,孙忻.保阴煎加减在妇科疾病中的临床应用[J].浙江中医杂志,2022,57(12):900-901.

[23] 冯晓玲,姜俊竹,孙可丰,等.浅谈流派传承在中医妇科发展中的意义[J].中医药临床杂志,2015,27(5):619-621.

[24] 孙海芳.中医及中西医结合妇科优势病种调查[J].中医药管理杂志,2021,29(13):66-67.

[25] 黄俊杰.中医妇科临床数据库的构建及其科学性验证[D].广州:广州中医药大学,2010.

[26] 高宇.基于数据挖掘的古今医案常见妇科疾病研究[D].广州:广州中医药大学,2012.

[27] 韩延华,韩延博,冯华,等.《傅青主女科》对中医妇科临床的贡献.[J].四川中医,2011,29(7):48-49.

附 录
备孕保健专家共识

（中国优生科学协会，北京，2023）

加强孕前孕期保健全程服务，促进优生优育，是提高出生人口质量的重要举措。孕前保健有利于计划妊娠，为具有不同风险的育龄女性制定围孕期保健计划，是出生缺陷的一级预防措施。目前，我国的孕期保健服务已较成熟和规范，在此基础上，中国优生科学协会在《中国优生与遗传杂志》2023年第9期上发布了《备孕保健专家共识（2023）》。本共识制定了孕前优生检查项目、孕前风险评估流程及常见疾病的备孕指导原则，旨在帮助临床医师在孕前保健服务过程中作出规范的咨询指导，提高母婴保健水平。本共识对应用中医药预防和诊疗不孕症亦有参考作用。

提高孕产妇保健质量和降低0~5岁儿童死亡率一直是全球卫生目标，尽管我国产前保健和产前诊断水平不断提高，新生儿死亡率大幅度降低，但低出生体质量、早产及出生缺陷儿的发生率仍居高不下，我国每年出生缺陷人数高达80万~120万。因此，《"健康中国2030"规划纲要》中明确指出要改善优生优育全程服务，加强孕前孕期保健服务，提高出生人口质量。国务院2021年9月发布《中国妇女发展纲要（2021—2030年）》和《中国儿童发展纲要（2021—2030年）》，进一步强调应加强孕前保健，将预防关口前移，对防治出生缺陷、持续提升我国母婴保健水平具有重要作用。尽管国内外相继发表了一些关于优生检查和咨询的指南及专家共识，但至今仍缺乏一部系统的、针对中国女性的孕前保健服务专家共识或指南。为此，中国优生科学协会遵照原国家卫生和计划生育委员会发布的《孕前保健服务工作规范

（试行）（2017）》，参考中华医学会妇产科学分会产科学组制定的《孕前和孕期保健指南（2018）》，美国妇产科学院和美国生殖医学会发布的"孕前咨询"建议（NO.762）（2019），加拿大妇产科医生协会发布的"妊娠和母体肥胖临床实践指南"（NO.391）（2019）等，特制定此专家共识。

一、孕前保健服务时间及服务对象

孕前保健（preconception care，PCC）指通过健康教育、健康检查、风险评估和优生指导，改善育龄夫妇健康状况，预防出生缺陷。

孕前保健时间狭义上指妊娠前3个月，广义上指可能导致妊娠的无保护性行为发生前1~2年或以上这段时间。多数国家将计划妊娠的夫妇列为孕前保健服务对象，从本质上看，孕前保健服务对象包括所有已婚、即将结婚和预备生育的夫妇。既往有不良妊娠史、受教育程度低、经济困难等特殊人群，是孕前保健服务的重点对象。

二、健康教育及指导

（一）制定生育计划，合理生育间隔

最佳生育年龄：女性24~29岁，男性26~35岁。正常育龄期女性，有规律的正常性生活，停止避孕1年未孕及年龄>35岁、试孕6个月未孕者均应转诊不孕症不育专科，必要时人工辅助。合理生育间隔：两次妊娠间隔时间不少于6个月，最好超过18个月，妊娠间隔在6~18个月应进行风险和益处评估。通过辅助生殖技术受孕的不孕症患者，两次妊娠间隔时间应大于6个月小于18个月。

停止避孕后的妊娠时机：短效口服避孕药一旦停药即可计划妊娠；复方长效口服避孕药停药3个月可计划妊娠；皮下埋置避孕剂和宫内节育器取出后3个月可计划妊娠；复方避孕针停用5个月恢复排卵后可计划妊娠。

（二）体质量管理及运动指导

孕前体质量指数（body mass index，BMI）建议保持在正常范围内（18.5~23.9 kg/m²）。推荐每天30分钟中等强度运动，或每周至少累积150分钟中等强度运动。

(三)评估备孕夫妇双方营养状况

计划妊娠前 3～6 个月,夫妇双方都应调整自身营养、健康状况和生活习惯,平衡膳食,科学合理地补充各种营养元素。多吃含铁丰富的食物,适当摄入碘盐及富含碘的食物。

(四)孕前补充叶酸

建议孕前 3 个月开始每日补充 0.4 mg 合成叶酸,或含 0.8 mg 叶酸的复合维生素,直到妊娠 12 周。对于生育神经管缺陷儿高风险的女性(如服用抗惊厥药物、孕前糖尿病、有神经管缺陷生育史或家族史、BMI≥30 kg/m^2 等),建议孕前 3 个月开始每日补充 4 mg 叶酸,直到妊娠 12 周。

(五)谨慎用药,远离有害物质,保持身心健康

备孕期应谨慎用药,尤其是可能对胎儿发育有害的药物(详见"备孕期用药指导");避免密切接触宠物及有毒、有害物质(包括铅、砷、苯、汞、农药、X 线等)。计划妊娠前 6 个月夫妇双方应戒烟酒,并远离吸烟、高声、高温环境,避免高强度工作。保持心理健康,解除精神压力,预防孕期及产后心理问题的发生。

三、孕前优生健康检查内容

孕前优生健康检查建议在受孕前 4～6 个月进行。内容包括以下几个方面。

(一)一般情况评估

了解备孕夫妇年龄及一般状况,包括既往有无遗传病史、家族史和慢性病史;既往有无不良妊娠结局史,职业状况及工作环境、饮食营养、生活方式、人际关系运动(劳动)情况及家庭暴力等。

(二)体格检查

常规体格检查:包括呼吸、心率、血压等,计算体质量指数。

常规妇科检查:了解外阴、阴道、宫颈、子宫及双附件情况。

常规男科检查:注意第二性征。观察外生殖器:龟头是否外露,包皮外口能否上翻,有无赘生物、溃疡、包皮垢;尿道外口位置,触诊阴茎有无硬结,挤压阴茎尿道时尿道外口有无异常液体外流;检查睾丸、附睾和精索形状及

大小,了解有无肿块。当阴囊内睾丸缺如时,应仔细检查同侧腹股沟。

(三)实验室检查及辅助检查

备孕常规检查项目包括血常规、尿常规、血型(ABO 和 Rh 血型)、肝肾功能;空腹血糖、HBsAg、梅毒血清抗体筛查、HIV、HCV、地中海贫血筛查(高发地区)。

根据育龄女性个体情况备选以下检查:包括子宫颈细胞学检查、阴道分泌物检查、TORCH 筛查、甲状腺功能检测、75 g 口服葡萄糖耐量试验、血脂、妇科超声心电图、胸部 X 线检查等。

接受孕前优生健康检查≥6 个月的夫妇,应共同接受进一步咨询和检查。

四、孕前风险评估流程及基本原则

(一)孕前风险评估流程

医生需结合病史、体格检查、实验室检查及相关辅助检查对备孕夫妇进行综合评估。通过风险评估,将备孕夫妇分为一般人群和高风险人群。一般人群进行普遍性指导,高风险人群进行分类、个性化指导,并形成评估咨询指导建议报告书(图1)。

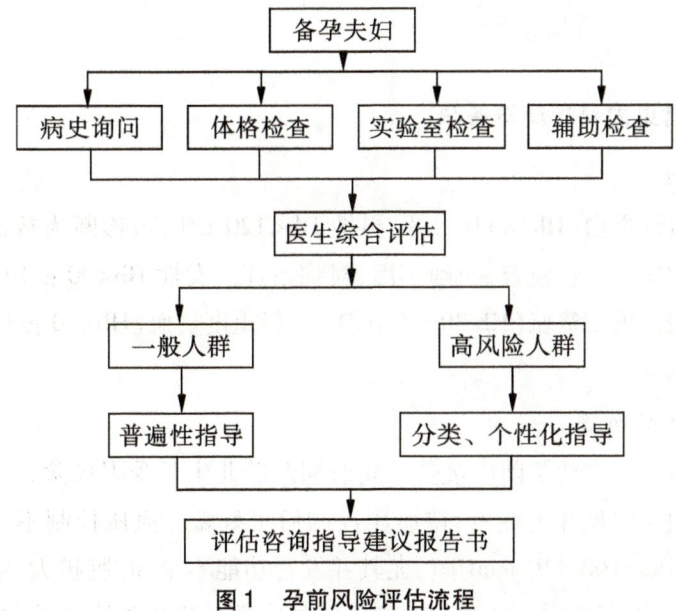

图1 孕前风险评估流程

(二) 评估原则

结合生育风险、优生优育及不良妊娠结局综合分析。

评估结果完整、准确、及时。

不能明确诊断和有争议的病例应进行病案讨论、会诊或转诊。

五、高风险人群的孕前咨询要点

孕前咨询时应告知备孕夫妇妊娠相关母胎健康风险及其防范和控制策略。这些风险可能与备孕夫妇原有健康状况、药物治疗、个人史、家族史、周围环境及健康行为有关。

对于患有原发疾病的高风险女性,若1年内无生育计划,建议进行避孕咨询,医生可参考WHO避孕方法选用的医学标准,根据患者个体情况帮助其选择安全、有效、适当的避孕方法。

如果患者不确定或希望在1年内怀孕,应讨论相关风险,包括不良妊娠结局的风险、孕期母体健康风险以及胎儿和新生儿风险。医生应明确孕前风险干预的所有策略,必要时将患者转诊至相关专科医生处。应向所有女性提供最佳营养、运动和健康行为的咨询,包括停用特定药物。

六、常见疾病与备孕

(一) 常见内科疾病与备孕

1. 贫血

女性血红蛋白(Hb)<110 g/L,男性 Hb<120 g/L,可诊断为贫血。贫血夫妇双方均应进一步检查,明确病因,对症治疗。女性 Hb<90 g/L应纠正贫血后再妊娠。重度贫血(Hb 30~59 g/L)和极重度贫血(Hb<30 g/L)的女性不宜妊娠。

2. 慢性高血压

患高血压的女性孕前应接受子痫前期及胎儿生长受限风险咨询。患慢性高血压但无明显并发症者,待血压控制后可妊娠。血压控制不佳或严重高血压(血压≥160/110 mmHg),尤其并发肾功能不全、心脏扩大、冠状动脉粥样硬化者,不宜妊娠。备孕女性应停用具有致畸作用的降压药,包括血管紧张素转换酶抑制剂或血管紧张素Ⅱ受体拮抗剂，改为肾上腺素能受体阻滞剂或钙离子拮抗剂。

3. 心脏病

患有心脏疾病的女性，孕前应先评估心功能。心功能Ⅰ、Ⅱ级，病情稳定情况下可以妊娠；心功能Ⅲ、Ⅳ级孕产妇死亡率高，不宜妊娠。先天性心脏病为多基因遗传性疾病，经专科医师评估后可妊娠者，需加强孕期保健，并进行产前诊断，评估子代再发风险。

4. 糖尿病

确诊为糖尿病（1型或2型）、糖耐量异常或有妊娠糖尿病史的备孕女性，应接受孕前咨询，评估孕前血糖水平及有无糖尿病并发症，并提供个体化的健康宣教、生活方式管理及医学营养指导。这类女性建议孕前每周150分钟左右中等强度运动（如快走），可增加胰岛素的敏感性；备孕期建议将糖化血红蛋白控制在6.5%以内，并将降糖方案调整为胰岛素，以降低先天畸形儿的发生风险。若口服二甲双胍的女性要求继续使用该药物，应在医师指导下应用。如孕前或早孕期曾有血管紧张素转换酶抑制剂或血管紧张素Ⅱ受体拮抗剂的应用，一旦确定妊娠，建议立即停用此类药物。

患糖尿病并发症（包括糖尿病肾病、糖尿病视网膜病变、心血管疾病及神经病变等）的备孕女性，需转诊至对应专科进一步诊治及评估。

5. 甲状腺疾病

患甲状腺功能亢进的备孕女性，建议内分泌科治疗，病情稳定后妊娠，孕期密切监测甲状腺功能；正在接受抗甲状腺药物（ATD）治疗，血清总甲状腺素、总三碘甲状腺原氨酸达到正常范围的女性，停ATD或应用最小剂量ATD情况下可以妊娠。

患甲状腺功能减退的备孕女性，需调整左旋甲状腺素剂量，使血清促甲状腺激素<2.5 MU/mL再考虑妊娠。

6. 系统性红斑狼疮

大多数系统性红斑狼疮（SLE）患者在病情稳定后，可以妊娠。病情稳定≥1年，细胞毒免疫抑制剂停药半年，无重要脏器损害，仅用小剂量激素（≤10 mg/d）维持时可备孕。非缓解期SLE患者应采取可靠避孕措施，否则有发生流产、死胎、胎儿宫内发育迟缓、子痫前期、子痫和诱发母体病情恶化的风险。

肾脏疾病:肾移植患者和风湿病、血管炎或肾小球疾病患者往往长期服用具有致畸潜力的免疫抑制药,若计划妊娠,至少在受孕前 6 个月转诊至专科医生处将药物过渡到安全的替代方案,且保证疾病处于稳定期。

7. 抑郁症和焦虑症

备孕女性应接受抑郁症和焦虑症筛查,并就未经治疗疾病的潜在风险进行咨询,必要时开具或调整药物。

(二)常见妇科疾病与备孕

1. 生殖道感染性疾病

如细菌性阴道病、滴虫阴道炎、外阴阴道假丝酵母菌病、子宫颈炎、盆腔炎等,建议治愈后妊娠。

2. 子宫肌瘤

子宫肌瘤对生育的影响取决于肌瘤的大小和位置。黏膜下肌瘤孕前建议行宫腔镜下肌瘤电切术;对于无症状的肌壁间肌瘤或<5 cm 浆膜下肌瘤,孕前一般无须治疗,每 3~6 个月随访 1 次。以下情况建议孕前行子宫肌瘤剔除术:肌瘤≥5 cm,并发月经过多,药物治疗无效者;肌瘤引起腹痛或压迫症状,为反复流产或不孕症的唯一因素;肌瘤快速生长、怀疑有恶变可能等情况。

宫腔镜下黏膜下肌瘤电切术后及浆膜下肌瘤剔除术后,建议避孕 3 个月;单个肌壁间肌瘤剔除术后,需避孕 6~12 个月,多发肌瘤或透壁性肌瘤术后,避孕时间需延长至 1 年以上。

3. 子宫腺肌病

症状轻、病灶小的子宫腺肌病患者可以备孕,若 6~12 个月未孕,建议不孕症专科就诊;症状体征明显,病变范围大,可考虑手术治疗。子宫腺肌切除术后,建议避孕 6~12 个月。

4. 子宫内膜息肉

子宫内膜息肉行宫腔镜下内膜息肉摘除术后,建议避孕 3 个月。

5. 卵巢囊肿

卵巢囊肿直径<5 cm 者可以备孕,定期随访;囊肿直径>5 cm、持续存在 2 个月以上,或发现卵巢实性肿块,孕前应行腹腔镜检查或剖腹探查,优选腹腔镜。

6. 复发性流产

复发性流产(RSA)指与同一配偶连续发生2次及2次以上妊娠28周之前的妊娠丢失,包括生化妊娠。RSA患者孕前需进行系统的病因筛查,尽早干预以降低再次流产的风险。RSA夫妇再次备孕,建议双方均行染色体核型分析。发现染色体异常者应接受遗传咨询;同源染色体罗氏易位携带者,建议避孕或通过接受供卵或供精以避免反复流产或分娩畸形儿。常染色体平衡易位及非同源染色体罗氏易位携带者妊娠后需行产前诊断,若胎儿系严重染色体异常或畸形,应考虑终止妊娠,再次妊娠前建议胚胎植入前遗传学检测(PGT);反复出现胚胎或胎儿染色体异常的RSA患者,可考虑PGT。为降低流产再发风险,建议对PGT的RSA患者同时进行其他病因筛查。

(三)孕前性传播疾病和其他感染性疾病的筛查

1. 孕前性传播疾病的筛查

(1)梅毒:所有备孕女性均需行梅毒筛查。感染者建议治愈后再妊娠,治疗期间应采取屏障避孕。

(2)淋病:孕前对有淋病感染危险因素或临床症状的夫妇进行分泌物淋球菌检查。孕前发现淋病者需采用屏障避孕,个人用品专用,防止交叉感染。早期诊断、规范治疗(及时、足量、全程的抗生素治疗)是关键。建议夫妇双方共同治疗,治愈后方可妊娠。

(3)生殖器疱疹:生殖器疱疹患者需治愈,且停用抗病毒药物6个月后再妊娠。

(4)生殖道沙眼衣原体:衣原体感染患者应在疾病治愈后妊娠,如果治疗的药物对胎儿有致畸作用,应停药3~6个月后妊娠。

(5)人乳头瘤病毒:备孕女性人乳头瘤病毒(HPV)和宫颈癌筛查应按照当前指南进行。目前尚无足够的证据表明HPV感染对妊娠结局存在潜在害处。孕前HPV筛查的目的是排除发生宫颈癌前病及宫颈癌的风险。

(6)人类免疫缺陷病毒:所有备孕女性均应行人类免疫缺陷病毒(HIV)筛查,感染HIV的女性若计划妊娠,建议孕前咨询。

备孕女性若发现HIV感染,需抗病毒治疗(ART),将血浆病毒载量抑制到无法测出水平为宜,同时对其配偶进行检测和治疗。若仅女方感染HIV

(男方未感染),女方接受 ART 且 HIV 载量控制后,可选择自然受孕或体外授精。若仅男方感染 HIV(女方未感染),可选择捐赠精子人工授精,以避免 HIV 传播风险。如果不接受精子捐赠,男方需进行 ART,直到血浆 HIV 病毒载量<50 拷贝/mL,可考虑自然受孕。在夫妇双方均感染 HIV 的情况下,双方均接受 ART 且 HIV 载量达到持续抑制时,可考虑自然受孕。对于没有 HIV 载量检测条件的备孕夫妇,建议至少半年 ART 再考虑自然受孕。

2. 孕前其他感染性疾病的筛查

(1)乙型病毒性肝炎(HBV):建议所有备孕女性行 HBV 血清学标志物的筛查,包括 HBsAg、抗-HBs、HBeAg、抗-HBe 和抗-HBC IgG/IgM。HBsAg 阳性者,应行 HBV DNA、肝功能和肝超声检查,评估是否处于乙肝活动期,考虑是否进行 ART。无论是 HBV 携带者,还是慢性乙肝患者,甚至代偿期肝硬化女性,均可妊娠。慢性 HBV 感染女性常见情况的妊娠建议如下。

肝功能正常的慢性 HBV 女性可正常妊娠。肝功能异常者,建议暂时避孕,通过休息或抗病毒治疗(HBV DNA 阳性者酌情治疗)肝功能恢复正常,再考虑妊娠。肝功能正常,伴肝脏纤维化,但尚无肝硬化者,可以妊娠,妊娠期和产后均需抗病毒治疗。肝功能异常,伴肝纤维化者,建议暂时避孕,抗病毒治疗使肝功能恢复正常 3 个月以上再妊娠,妊娠期、产后继续抗病毒治疗。出现早期肝硬化的慢性 HBV 女性不建议妊娠,强烈要求生育者在抗病毒等综合治疗后,肝功能恢复正常 3 个月以上,且一般情况较好条件下可考虑妊娠。晚期肝硬化是妊娠禁忌证。

患慢性乙肝的备孕女性,首选替诺福韦酯进行抗病毒治疗。尽管有研究表明该药用于预防 HIV 母婴传播时不增加出生缺陷,但使用任何抗病毒药物前,都必须充分告知患者用药期间妊娠的相关风险。

若备孕夫妇中一方感染乙型肝炎病毒,未感染一方应接种乙肝疫苗。疫苗接种期间采用屏障避孕;疫苗接种后应检测血清滴度,了解免疫状态。疫苗接种完成后可尝试自然受孕。

(2)丙型病毒性肝炎(HCV):所有备孕女性均应行 HCV 常规筛查。若备孕夫妇一方或双方感染 HCV,孕前应进行治疗,无论备孕夫妇哪一方使用抗病毒药物,都建议停药 6 个月以上再受孕。

3. TORCH 感染筛查

所有备孕女性知情同意前提下,均可行 TORCH 筛查。重点筛查有流感症状、密切接触宠物、有急性感染病例或疑似急性感染病例接触史及其疫苗接种史女性。

（1）弓形虫（TOX）：无临床症状的 TOX-IgM 阴性、IgG 阳性者，无须再检测和治疗。IgM 阳性、IgG 阳性或阴性者，应结合病史及其他检查指标，排除假阳性，择期复查。明确 TOX 急性感染者，至少间隔 6 个月复查 IgM 阴性后再妊娠。

（2）风疹病毒（RV）：孕前 3 个月建议常规行 RV 血清学筛查。自然感染 RV 可获得终身免疫。孕前 RV-IgM、IgG 抗体阴性的女性，建议注射麻风腮三联疫苗后避孕 1~3 个月，产生保护性抗体（IgG>10 IU/mL）后再妊娠。

（3）单纯疱疹病毒（HSV）：HSV-Ⅰ型及Ⅱ型均可引起生殖器疱疹，孕前女性若无症状，无须检测 HSV 分型，经治疗产生抗体后再妊娠。

（4）巨细胞病毒（CMV）：建议有条件的女性孕前行 CMV-IgG 和 IgM 检测，了解其 CMV 的基础免疫状态。目前尚无预防 CMV 感染的疫苗。处于 CMV 急性感染期的女性，至少间隔 6 个月复查 IgM 阴性后再妊娠。

七、孕前遗传咨询及遗传病筛查

孕前遗传咨询是指通过了解备孕夫妇双方的种族、年龄、家族史、疾病史和妊娠史等情况，选择适当的遗传相关检测方法，对未来的妊娠结局进行风险评估、建议和指导。

遗传咨询的对象包括：备孕夫妇双方或家系成员患有某些遗传病或先天畸形者，曾生育过遗传病患儿或先天畸形儿的夫妇；不明原因智力低下的夫妇；不明原因的反复流产或有死胎、死产等情况的夫妇；孕前接触不良环境因素以及患有某些慢性病的夫妇；常规检查或常见遗传病筛查发现遗传者；其他需要咨询者，如婚后多年不育的夫妇，35 岁及 35 岁以上的高龄女性。

（一）常见的遗传病携带者孕前筛查

1. 血红蛋白病

可分为珠蛋白生成障碍性贫血和异常血红蛋白病两大类。珠蛋白生成障碍性贫血又称地中海贫血，是一种常染色体隐性遗传病，对于中国南方地区、东南亚地区的高风险备孕夫妇，或具有非洲、地中海、中东等地血统的备孕夫妇,应接受地中海贫血携带者筛查,并行全血红细胞计数及血红蛋白电泳检测。重型血红蛋白病患者不宜妊娠;轻型者,如计划妊娠,应接受专科医生指导。当备孕夫妇双方为携带者时应进行产前诊断。

2. 进行性脊肌萎缩症

进行性脊肌萎缩症(SMA)是一种常染色体隐性遗传病,所有计划妊娠的女性均应进行 SMA 携带者筛查,并对其后代患病的严重程度、携带者频率和检出率的可能范围进行遗传咨询。如果备孕女性是携带者,则应对这对备孕夫妇进一步遗传咨询;根据配偶检测结果,需要时可建议该女性做进一步基因检测。对于生育过 SMA 患儿的高风险人群,可提供的选择包括放弃生育、通过 PGD 筛选正常 *SMN*1 基因的胚胎移植或采用供卵(精)完成妊娠。

3. 脆性 X 综合征

脆性 X 综合征(FXS)是一种 X 连锁不完全显性遗传病,是智力障碍和孤独症谱系障碍最常见的遗传因素。对于具有 FXS 疾病或智力障碍家族史的女性,计划妊娠前建议行 FXS 前突变携带者筛查;而对于疑似有 FXS 或 40 岁前出现不明原因卵巢功能不全的女性,除建议行 FXS 检测外,还可根据家族史或具体种群选择额外的筛查。无 FXS 高风险因素,自愿要求 FXS 筛查的女性,可在知情同意后进行检测。

4. Canavan 病

又称海绵状脑白质营养不良,是一种罕见的常染色体隐性遗传病,最常见于德系犹太人。当备孕夫妇双方之一有德系犹太人血统时,应先进行该病的携带者筛查。如果确定携带,另一方也应进行携带者筛查。

5. 囊性纤维化

囊性纤维化(FC):是一种罕见的常染色体隐性遗传病,好发于白种人,应基于种群背景进行携带者筛查。

6. 家族性自主神经失调综合征

家族性自主神经失调综合征是一种少见的家族性常染色体隐性遗传病,多见于犹太人,建议基于种群背景进行携带者筛查。

7. 泰-萨克斯病

泰-萨克斯病是一种常染色体隐性遗传病,在德系犹太人中最常见。当备孕夫妇双方之一有德系犹太人血统时,应该先行该病的携带者筛查,并进行已糖胺酶检测。如确定携带,另一方也应进行携带者筛查。

(二)常见染色体病的孕前筛查

常见的染色体病包括单体型、三体型、三倍体以及涉及 2 条或多条染色体的结构畸变等。普通人群无须常规行染色体病筛查,但高危人群建议孕前行染色体筛查。

高危人群包括:①原因不明的智力低下患者及其家系成员;②智力正常,但有 2 个以上器官先天畸形者及其家系成员;③原发性不孕症夫妇,即婚后 1 年以上不明原因不孕症不育的夫妇;④性发育异常或性腺及外生殖器发育异常者,表现为青春期第二性征发育不良,女性乳房不发育,18 岁仍无月经来潮或不明原因的闭经,B 超提示盆腔未见子宫、卵巢或仅见幼稚子宫,身材发育矮小等;⑤男性无精或少精、弱精者,睾丸不发育、发育不全或发育过大,胡须稀少等;⑥有不良孕产史,包括不明原因的自然流产史、死产,新生儿死亡史,以及曾生育畸形儿的夫妇;⑦特殊面容(眼距宽、扁鼻梁、张嘴、吐舌等)者;⑧有发育迟缓、智力低下或多发畸形的患者;⑨染色体平衡易位携带者的子女或曾经生育染色体异常患儿的夫妇;⑩长期接触电离辐射、X 线、有毒有害物质的人群;⑪恶性血液病患者;⑫其他医生评估建议做染色体病筛查者。

孕前检查发现染色体核型分析异常的夫妇,应转诊到遗传咨询门诊进一步咨询。遗传咨询门诊医师对患者本人及家系其他有关成员均应提出医学意见。

(三)近亲婚配问题

近亲婚配将导致常染色体隐性遗传病患儿的出生率增加。其遗传风险取决于亲缘关系程度:第一表亲关系将导致 3% ~ 5% 先天畸形、遗传病或不良妊娠结局(如死胎或新生儿死亡)的风险。在为近亲婚配的夫妇提供遗传咨询时,必须详细询问家族史及亲缘关系,除了针对亲缘关系相关风险的遗传咨询外,还可根据受检者种群背景,为特定人群提供合适的遗传病携带者筛查。

八、备孕期用药指导

由于慢性疾病或其他原因需要长期服药,但在孕前可以停止用药 3 个月

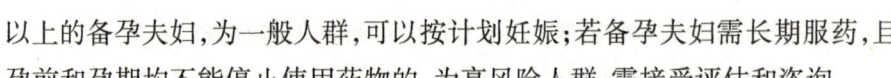

以上的备孕夫妇,为一般人群,可以按计划妊娠;若备孕夫妇需长期服药,且孕前和孕期均不能停止使用药物的,为高风险人群,需接受评估和咨询。

备孕期因某些特殊疾病(如甲状腺疾病、癫痫、SLE 等)需要长期服药的,尽量选择对疾病有效、无遗传毒性和胚胎毒性的药物。孕前不能停止使用且必须使用的药物,具有明显的遗传毒性和胚胎毒性时,不宜妊娠;孕前不能停止使用,但药物遗传毒性和胚胎毒性都很小时,可以妊娠,但必须告知备孕夫妇双方可能发生的风险,并签署知情同意书。

多数药物短期使用不会造成生殖细胞的遗传学损伤,但应当充分考虑从停止使用药物到可以妊娠的期限,要根据药物的性质及在体内的药代动力学情况决定,如药物的半衰期、药物在体内是否有蓄积等。男方用药可只考虑遗传毒性,女方用药需考虑遗传毒性和胚胎毒性。

九、备孕期疫苗接种

(一)备孕女性建议孕前完成疫苗接种

接种减毒活疫苗后应避孕 4 周;通常认为妊娠期间使用灭活疫苗和类毒素疫苗是安全的。若接种疫苗后发现已经妊娠,不推荐仅以此原因终止妊娠。

(二)评估免疫情况

备孕女性应评估其对百日咳、麻疹、腮腺炎、风疹、乙肝和水痘等疾病的免疫状况。

1. 百日咳疫苗

从未接种过百日咳疫苗或百日咳疫苗接种情况不详的育龄女性,建议孕前给予单次疫苗接种。

2. 麻疹-腮腺炎-风疹疫苗和水痘疫苗

均属于减毒活疫苗,应在妊娠前至少 28 天或产后接种,如果风疹检查结果为阴性,建议在孕前 3 个月接种风疹疫苗。因水痘疫苗为 2 剂,故建议备孕女性在尝试妊娠前 2 个月开始接种。

3. 流感疫苗

流感疫苗属于灭活疫苗,故备孕期和妊娠任何阶段的女性均可接种。

4. HPV 疫苗

孕期不建议接种 HPV 疫苗,如果备孕期开始 HPV 疫苗的接种,后发现妊娠,则建议将疫苗接种的完成推迟到产后。

5. 乙肝疫苗

备孕夫妇若无乙肝保护抗体,特别是男方为乙肝携带者或患者,女方为正常且没有免疫时,应接种乙肝疫苗。

十、孕期检查机构

经评估无高危因素的早孕女性,应告知早孕征象和早孕期保健要点,嘱其妊娠 12 周内主动到当地妇幼保健机构建档和随访。

经评估存在高危因素的早孕女性,妊娠风险分级参考"孕产妇妊娠风险评估表"。

妊娠风险分级为"黄色",应在二级及以上医疗机构进行孕产期保健和住院分娩。

妊娠风险分级为"橙色",应在二级及以上危重孕产妇救治中心接受孕产期保健;有条件的原则上应在三级医疗机构住院分娩。

妊娠风险分级为"红色",应尽快到三级医疗机构评估是否适宜继续妊娠。如适宜继续妊娠,应在二级及以上危重孕产妇救治中心接受孕产期保健服务,在三级医疗机构住院分娩。

参与本专家共识讨论专家:

陈丹青(浙江大学医学院附属妇产科医院)

曹超霞(重庆市妇幼保健院/重庆医科大学附属妇女儿童医院)

邓东锐(华中科技大学同济医学院附属同济医院)

丁虹娟(南京医科大学附属妇产医院)

胡丽娜(重庆医科大学附属第二医院)

何荣霞(兰州大学第二医院)

黄引平(温州医科大学附属第一医院)

韩健(陆军特色医学中心/大坪医院)

李春芳(西安交通大学第一附属医院)

蔺丽(北京大学国际医院)

李根霞(郑州大学第三附属医院/河南省妇幼保健院)

刘国成(广东省妇幼保健院)

乔宠(中国医科大学附属盛京医院)

王晨虹(南方医科大学)

于红(东南大学附属中大医院)

颜建英(福建省妇幼保健院/福建省妇儿医院)

朱丽萍(上海市妇幼保健中心)

周容(四川大学华西第二医院)

赵扬玉(北京大学第三医院)

程蔚蔚(中国福利会国际和平妇幼保健院)

陈亮(重庆市人口计生研究院附属医院)

张文欣(西北大学附属人民医院)

钟梅(南方医科大学南方医院)

李雪兰(西安交通大学第一附属医院)

李红梅(延安大学附属医院)

常青(陆军军医大学第一附属医院)

苟文丽(西安交通大学第一附属医院)

顾蔚蓉(复旦大学附属妇产医院)

李力(陆军特色医学中心/大坪医院)

刘小利(重庆市妇幼保健院/重庆医科大学附属妇女儿童医院)